全170項目
(DVD 2枚組)

映像で学ぶ
調理の基礎とサイエンス

編 著　松崎　政三　関東学院大学 教授
　　　　藤井　恵子　日本女子大学 准教授
　　　　寺本　あい　関東学院大学 准教授

技術指導　加福　文子　K・crew 食事療法 研究・諮問チーム

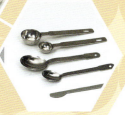

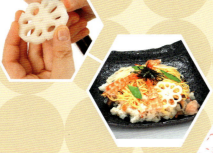
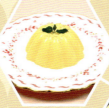

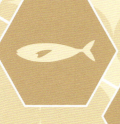

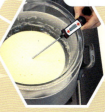
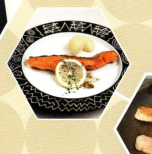

学際企画

執筆者一覧

編　著	松崎　政三	（関東学院大学 人間環境学部 健康栄養学科 教授）
	藤井　恵子	（日本女子大学 家政学部 食物学科 准教授）
	寺本　あい	（関東学院大学 人間環境学部 健康栄養学科 准教授）
技術指導	加福　文子	（k・crew 食事療法 研究・諮問チーム）

著　者 (50音順)

	安藤　真美	（大阪樟蔭女子大学 学芸学部 健康栄養学科 准教授）
	石原　三妃	（松本大学 人間健康学部 健康栄養学科 専任講師）
	市川　陽子	（静岡県立大学 食品栄養科学部 栄養生命科学科 准教授）
	内山　麻子	（小田原短期大学 食物栄養学科 准教授）
	加賀谷みえ子	（椙山女学園大学 生活科学部 管理栄養学科 准教授）
	桂　　博美	（京都女子大学 家政学部 食物栄養学科 准教授）
	神田　知子	（同志社女子大学 生活科学部 食物栄養学科 准教授）
	後藤　昌弘	（神戸女子大学 家政学部 管理栄養士養成課程 教授）
	米浪　直子	（京都女子大学 家政学部 食物栄養学科 准教授）
	杉山　寿美	（県立広島大学 人間文化学部 健康科学科 教授）
	髙橋　智子	（神奈川工科大学 応用バイオ科学部 栄養生命科学科 教授）
	冨田　圭子	（近畿大学 農学部 食品栄養学科 准教授）
	村上　　恵	（同志社女子大学 生活科学部 食物栄養科学科 准教授）
	吉村　美紀	（兵庫県立大学 環境人間学部 環境人間学科 教授）
技術担当	大　　雅世	（k・crew 食事療法 研究・諮問チーム）

発刊にあたって

　食物は私たちが生きていくために、また楽しい生活を営むために欠かせないものです。そのような食物の種類や加工方法は、時代の移り変わりとともに外国の食文化が移入され、我が国の風土に根ざしつつ多様に発展してきました。このような発展を支えてきたのが調理学です。調理学は献立作成から始まり、多くの調理操作を経て供食に至るまでの全プロセスを扱う学問です。調理学を学ぶ上で大切なことは、食品を安全に安心して体内に取り込む事ができるように、体にとって不必要な物質は取り除いたり低減させ、栄養素として効率よく体内で利用できるように調え理めることです。

　調理学は、こうした調え理めることを科学的に裏付けた学問であり、調理学の進歩によって人間が食べる事のできる食品は飛躍的に増大してきました。また、調理技術や調理機器の開発によって食品加工分野も発展しました。さらに調理学の進歩は、管理栄養士・栄養士の業務の柱の一つである栄養補給法も大きく進歩させました。そして、ライフステージ別の食事療法を中心とした栄養補給法はもちろんですが、なかでも高齢者の食事管理は飛躍的に前進しています。より安全なものを安心して口から摂取ができるように、食品の物性を測定して再現性のある食事が提供でき、科学的な評価もできるようになり、多くの食品が開発されております。これらも調理学の進歩によるものです。

　調理学は管理栄養士・栄養士養成課程で学ぶ学生にとって基礎的な学問であるにもかかわらず、大学・短期大学等の養成施設の授業時間では多少の無理がある内容になっています。このような状況の中で調理学を効率よく学ぶことができるように作成したテキストが、「映像で学ぶ調理の基礎とサイエンス」です。映像を見ながら調理の基礎とその背景にあるサイエンスを自然に学ぶことができるようになっているのが本書の特徴です。映像では調理の基礎編と応用編を組み合わせているため、基礎を学びながら応用編を同時に学べるようになっており、楽しみながら知識や技術が身に付くように編集されています。従って、調理学実習の予習や復習にも活用できます。さらに、調理を基礎から学びたいと思っている人にとっても、映像を見ながら調理をすると同時に調理科学的な理論も身に付けることができます。これから調理を学ぼうとしている人、すでに調理に携わっているがサイエンスを学びたいと考えている人など、広く多くの方々にご活用いただければ幸甚です。

　学際企画の大塚忠義氏、渡邉直子氏、松崎博之氏のご尽力により、本書が発刊できました。御礼申し上げます。

編者一同

目　次

本書について ……………………………… 7

衛生管理・調理操作

衛生管理 …………………………………… 10
調理操作 …………………………………… 11

基本操作

1. 器具の使い方
計量カップ ／ 計量スプーン ／ デジタルはかり ／ 包丁の種類 ／ 包丁の握りと構え方 ／ 包丁の砥ぎ方 …………………………………… 14

2. 切り方、むき方の基本と応用
1) 基　本
いちょう切り ／ 薄切り ／ 桂むき ／ くし切り ／ 小口切り ／ さいのめ切り、あられ切り ／ ざく切り、ぶつ切り ／ ささがき ／ 色紙切り ／ せん切り ／ そぎ切り ／ 半月切り ……… 14

拍子木切り、短冊切り ／ みじん切り、粗みじん切り ／ 湯むき ／ 乱切り ／ 輪切り ……… 15

2) 応　用
鏡ゆず（へぎゆず）、松葉ゆず ／ 鹿の子切り、松笠切り ／ 唐草切り ／ 切り違い ／ 刺身の切り方（ぶり、たい、いか、まぐろ）／ しいたけの花切り ／ 蛇腹切り ／ 白髪ねぎ、針ねぎ ／ 手綱こんにゃく、手綱かまぼこ ／ 茶せん切り ／ ねじり梅 ／ 花れんこん ／ 針しょうが ／ 結びみつば ……………………… 15

面取り、隠し包丁 ／ 矢羽根切り ／ ラディッシュの飾り切り（水玉、花びら）／ りんごの飾り切り（うさぎ、木の葉）／ レモン（リボン）、すだち（皮結び）の飾り切り ／ 六方むき … 16

3. 食材の下処理
1) 米
米のとぎ方 ……………………………… 16

2) いも、豆、野菜類
油揚げ（油抜き）／ アボカド ／ 板ずり ／ オクラ、アスパラガス、じゃがいも ／ かぼちゃ（種取り）／ 皮むき（かぶ、じゃがいも、ごぼう）／ きのこ ／ くり（むき方）……… 16

こんにゃく ／ さといも（ぬめり取り）／ ずいき ／ 筋取り（さやえんどう、セロリ）／ たけのこ ／ 豆腐（水きり）／ ふき ／ もやし（ひげ根取り）／ わらび ………………………… 17

3) 魚介類
魚（下処理）／ 魚（二枚おろし、三枚おろし）／ いわし（手開き）／ いか（さばき方）／ えび（揚げ物用）／ えび（背わた取り）／ 貝（砂抜き）／ かに（さばき方）………………… 17

たこ（さばき方）……………………… 18

4) 肉　類
観音開き ／ 鶏ささ身の筋取り ／ 鶏手羽中のチューリップ ／ 筋切り ／ レバー ………… 18

5) 乾　物
乾燥わかめ、切干しだいこん、はるさめ、乾しいたけ／かんぴょう／凍り豆腐（高野豆腐）… 18

調理の基礎

1. 米
白米飯 ／ おにぎり・おむすび ／ すし飯 ／ 全粥 ………………………………………… 20

2. 魚介類
でんぶ ……………………………………… 20

3. たまご
ゆで卵 ／ 温泉卵 ／ ポーチドエッグ ／ 錦糸卵 ／ メレンゲ（卵白の泡立て）……… 20

4. 油脂、乳製品
ホワイトソース ／ ブラウンルー ／ カレールー ／ フレンチドレッシング ……… 20

マヨネーズ ／ ホイップクリーム ……… 21

5. 基本のだし
一番だし、二番だし ／ 昆布だし ／ 煮干しだし ／ 中国風だし ／ 洋風だし ………… 21

6. ゲル化剤
寒天 ／ ゼラチン …………………………… 21
（カラギーナン・ペクチンは資料集 p.82 を参照）

7. お茶、コーヒー
日本茶（せん茶）／ 紅茶 ／ 中国茶 ／ コーヒー … 21

8. 加熱調理・茹で方
葉野菜 ／ 根菜 ／ 豆 ／ うどん、そうめん、そば ／ パスタ（スパゲッティ）…………… 22

9. 加熱調理・操作
酒蒸し ／ 霜降り ／ 湯煎 ／ 裏ごし ／ から煎り ／ 煮切りみりん ／ 茹でこぼし ／ おかあげ ／ 落とし蓋 ／ 揚げ油の温度 ………… 22

作り方と調理のポイント

1. 米
白米飯 ／ おにぎり・おむすび ／ すし飯 … 23
全粥 ………………………………………… 24

2. 魚介類
でんぶ ……………………………………… 24

3. たまご
ゆで卵 ……………………………………… 24
温泉卵 ／ ポーチドエッグ ／ 錦糸卵 ……… 25
メレンゲ（卵白の泡立て）………………… 26

4. 油脂、乳製品
　　ホワイトソース……………………………26
　　ブラウンルー／カレールー………………27
　　フレンチドレッシング／マヨネーズ／
　　ホイップクリーム…………………………28

調理例

1. 日本料理
1) 主　食
　　えだまめご飯／炊き込みご飯……………30
　　ちらし寿司…………………………………31
　　巻き寿司(細巻き)／巻き寿司(太巻き)……32
　　赤飯…………………………………………33
2) 主　菜
　　鯵の姿焼き…………………………………33
　　鰤の照り焼き／鰈の煮付け………………34
　　鯖の南蛮漬け／天ぷら……………………35
　　だし巻き卵…………………………………36
3) 副　菜
　　いりどり……………………………………36
　　南瓜の含め煮(そぼろあん)………………37
　　炊き合わせ／茶碗蒸し……………………38
　　白和え／ほうれん草のお浸し……………39
4) 汁　物
　　吉野鶏と菜の花の吸い物／味噌汁………40
5) デザート
　　水ようかん／利久饅頭……………………41

2. 西洋料理
1) 主　菜
　　鮭のムニエル／白身魚のパピヨット(紙包み焼き)……42
　　ハンバーグステーキ………………………43
　　鶏もも肉のロースト／ビーフシチュー…44
　　オムレツ……………………………………45
2) 汁　物
　　オニオンスープ……………………………45
3) デザート
　　カラメル・カスタードプディング／ババロア……46
　　ブランマンジェ／パウンドケーキ………47
　　シュークリーム／クッキー………………48

3. 中国料理
1) 主　食
　　什錦炒飯(五目炒めご飯)／粽子(中華ちまき)……49
2) 主　菜
　　乾焼明蝦(えびの炒め煮)／咕咾肉(酢豚)……50
　　炒青椒牛肉絲(牛肉とピーマンの細切り炒め)／
　　棒々鶏(蒸し鶏の辛味ごまだれかけ)……51
　　芙蓉蟹(かに入り卵焼き)／麻婆豆腐(豆腐
　　と豚ひき肉の辛味煮)………………………52
3) 副　菜
　　鍋貼餃子(焼きぎょうざ)／焼売(しゅうまい)……53

　　涼拌海蜇(くらげの酢の物)………………54
4) 汁　物
　　酸辣湯(酸味と辛味のスープ)……………54
　　玉米湯(とうもろこしのスープ)…………55
5) デザート
　　奶豆腐(牛乳かん)…………………………55
　　抜絲地瓜(さつまいものあめ煮)…………56

4. 調理例の栄養価一覧表　　57

資料集

図　表
表　1．計量カップ・計量スプーンによる重量表　…60
表　2．野菜の旬(出回り時期)一覧……………61
表　3．果物の旬(出回り時期)一覧……………62
表　4．魚介の旬(出回り時期)一覧……………63
表　5．肉の部位・肉質と適する調理法………64
表　6．乾物の戻し方と吸水量…………………65
表　7．飯・粥の水加減…………………………66
表　8．炊き込みご飯の味付けと具の割合……67
表　9．すし飯の種類……………………………68
表10．食塩・砂糖の換算表……………………69
表11．味噌の種類と特徴………………………69
表12．食塩濃度・砂糖濃度の調味パーセント……70
表13．基本のだし………………………………71
表14．汁の配合割合……………………………72
表15．合わせ酢(調味酢)の種類と配合割合……73
表16．和え衣の割合……………………………74
表17．魚・肉料理のつけ汁・たれ類の配合割合……75
表18．ソースの種類と配合……………………76
表19．中華の味付け割合………………………77
表20．たまご料理とその希釈割合……………78
表21．炒め物の油の量…………………………79
表22．揚げ物の吸油率と温度…………………80
表23．砂糖の加熱による調理特性……………81
表24．寄せものの種類とゲル化剤の使用量……82
表25．ゲル化剤・増粘剤の特徴と使用状況…83
表26．市販のとろみ調整食品…………………84
表27．茶の種類と特徴…………………………85

基本のテーブルセッティング　　86
正月料理　　89
給食施設における献立作成の基本的な考え方　　92
　参考文献　　100
　索　引　　101

★ memo ★ 一覧

- 「米をとぐ」操作 …………………………… 23
- 炊飯の加熱過程 …………………………… 23
- 合わせ酢の割合 …………………………… 23
- 半熟卵と固ゆで卵 ………………………… 24
- 沸騰後の加熱時間とたまごの変化 <図> … 24
- 「温泉卵」とは …………………………… 25
- 「ポーチドエッグ」とは ………………… 25
- 砂糖を加える錦糸卵 ……………………… 25
- 「錦糸卵」とは …………………………… 25
- 「メレンゲ」とは ………………………… 26
- ソースの硬さ <図> ……………………… 26
- ベシャメルソース ………………………… 26
- ルーの加熱時間と色付き <図> ………… 27
- ブラウンルーの用途 ……………………… 27
- 「カレー」とは …………………………… 27
- フレンチドレッシングの配合割合と安定性 … 28
- エマルション ……………………………… 28
- マヨネーズの分離と再生方法 …………… 28
- ホイップクリームの分離と転相 ………… 28
- 豆ご飯の作り方 …………………………… 30
- 「ちらし寿司」とは ……………………… 31
- すし飯の作り方 …………………………… 31
- のりの大きさ ……………………………… 32
- 具材の関西風味付け（太巻き寿司） …… 32
- "打ち水"の方法と硬さ調整 …………… 33
- 炊きおこわ ………………………………… 33
- 「はじかみしょうが」とは ……………… 33
- 串の打ち方 ………………………………… 33
- グリルでの照り焼きの作り方 …………… 34
- 鍋照り焼きとグリルの照り焼き ………… 34
- 落とし蓋 …………………………………… 34
- 揚げ油の適温 ……………………………… 35
- 皆敷（かいし）…………………………… 35
- しめ卵 ……………………………………… 36
- いりどりと筑前煮 ………………………… 36
- 調味の「さ・し・す・せ・そ」………… 37
- 串の打ち方 <図> ………………………… 37
- 皆敷の折り方 <図> ……………………… 37

- 「青煮」とは ……………………………… 38
- 凍り豆腐の調理 …………………………… 38
- 「和え物」とは …………………………… 39
- 青菜を色良く茹でるポイント …………… 39
- 「天盛り」とは …………………………… 39
- 吸い物の構成 ……………………………… 40
- 本レシピの吸い物の構成 ………………… 40
- うま味の相乗効果 ………………………… 40
- 寒天・ゼラチンの熱可逆性 ……………… 41
- 「利久饅頭」とは ………………………… 41
- パラフィン紙の切り方・包み方 <図> … 42
- 「フランベ」とは ………………………… 43
- ハンバーグステーキについて …………… 43
- オーブン焼きにおける伝熱 ……………… 44
- シャトー切り ……………………………… 44
- オムレツ …………………………………… 45
- たまねぎ …………………………………… 45
- 「グリュイエールチーズ」とは ………… 45
- 卵液の凝固に及ぼす副材料の影響 ……… 46
- ゼラチンの濃度と溶解・凝固・融解温度 … 46
- 「ブランマンジェ」とは ………………… 47
- 果物を用いたソース ……………………… 47
- 「パウンドケーキ」とは ………………… 47
- シューの形と焼成温度 <図> …………… 48
- 油脂のショートニング性 ………………… 48
- 炒飯の作り方いろいろ …………………… 49
- もち米の吸水量 …………………………… 49
- 肉のせん切り ……………………………… 51
- 棒々鶏 ……………………………………… 51
- 香味野菜 …………………………………… 51
- ブレークダウン（粘度低下）…………… 52
- 点心について ……………………………… 53
- 蒸し物の科学 ……………………………… 53
- スイートコーン …………………………… 55
- シロップ液と奶豆腐の比重差 …………… 55
- 杏仁豆腐 …………………………………… 55
- 抜絲（砂糖の調理特性）………………… 56
- さつまいも ………………………………… 56

本書について

　本書は、調理を基礎から学ぶ管理栄養士、栄養士を目指す学生を対象に作られた書籍です。調理の基本操作から、それを踏まえて調理を行うところまでを収載しています。【基本操作】は映像による解説、【調理の基礎】の一部と【調理例】は映像と本書に解説を収載しています。本書とDVDに収載の映像はそれぞれ独立しており、どちらか一方だけを見ても調理を行うことができます。【資料集】は本書のみの収載です。本書では学習するうえでの重要事項を科学的ポイントと技術的ポイントに分けて盛り込んでいますが、必要に応じて事典や他の教科書などを参考にして、知識と技術の向上をはかってください。

【映像の特徴】

① 一項目あたり30秒～3分程度の解説付映像で構成されています。
② 映像を見ることによりイメージがつかみやすく、基礎学習に最適です。
③ DVDのチャプターで、学びたい項目を選んで視聴し、分かりにくいところは繰り返し視聴できます。

【基本操作・調理の基礎】

　調理を行う上で基本となる操作です。映像で正しい操作を学び、正しい名称を知ることができるようになっています。また、基礎的な調理法・操作法のうち、特に重要な項目については、本書でも詳しく解説を載せています。

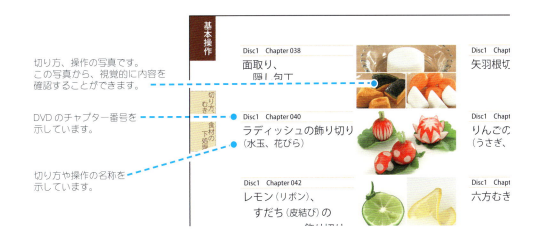

【調理例】

　【基本操作】・【調理の基礎】を踏まえた、基本的な調理の例です。実際に調理をする際にレシピなどを確認しやすいよう、手順とポイントを掲載しています。栄養価も一覧にして掲載しています。

【資料集】

　調理を行う際や、献立をたてる際に役立つ基礎資料を載せています。関東と関西地区で地域差がある部分についても、違いが分かるよう掲載しています。

【調理の基礎（一部）・調理例】テキストの見方

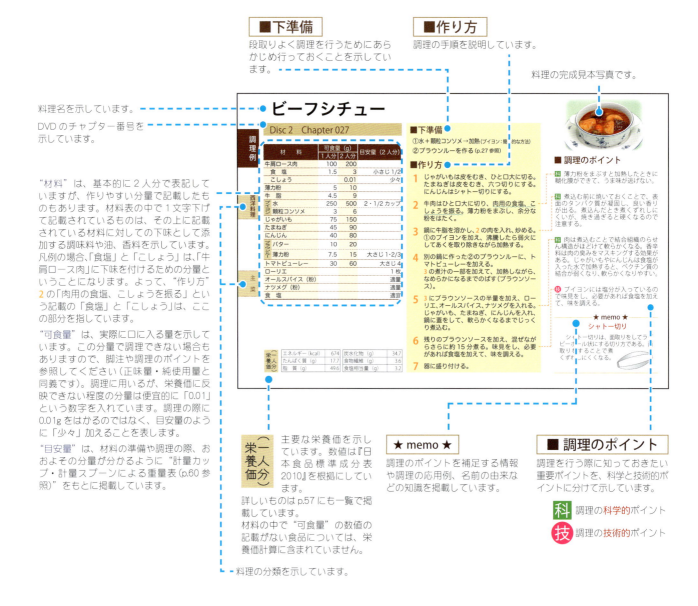

※ 本書【調理例】とDVDの調理例映像の相互性について
　本書とDVD（映像）はセットですが、どちらか一方だけを見ても調理ができるように編集してあります。各食材の下処理や切り方などの基礎技術については、【基本操作】や【調理の基礎】の映像項目で映像が収載されています。【調理例】で省略されている部分については、【基本操作】および【調理の基礎】の映像を見て内容を確認してください。

※ 料理の食材の数量について
　本書のレシピにおける食材の数量は、栄養価計算がしやすいよう、"口に入る量（可食量）"で記載しています。実際に調理を行う際は、脚注やポイントを参照し、"調理に適する量"を確認した上で行ってください。また、目安量の廃棄率は『日本食品標準成分表2010』（文部科学省科学技術・学術審議会資源調査分化会報告）、戻し率は『調理のためのベーシックデータ 第4版』（女子栄養大学出版部）を参考に算出しています。

※ "ブイヨン"・"湯（タン）"の記載について
　本書の【調理例】では"水に顆粒コンソメや鶏がらだしの素を加えて加熱する方法"を、ブイヨン・湯（タン）の簡易的な方法として掲載しています。【調理の基礎】において、基本的な「洋風だし（ブイヨン）」、「中国風だし（湯）」の作り方の映像を収載していますので、必要に応じて参照してください。

※ 栄養価計算について
　本書の栄養価計算は『日本食品標準成分表2010』をもとに行っています。改定後は、再計算を行い、小社ホームページに掲載致します。

※ 食品名の表記について
　【基本操作】・【調理の基礎】・【調理例】は『日本食品標準成分表2010』の表記をもとに、【資料集】は表としての見やすさ・読みやすさを重視して語句統一をしています。

衛生管理・調理操作

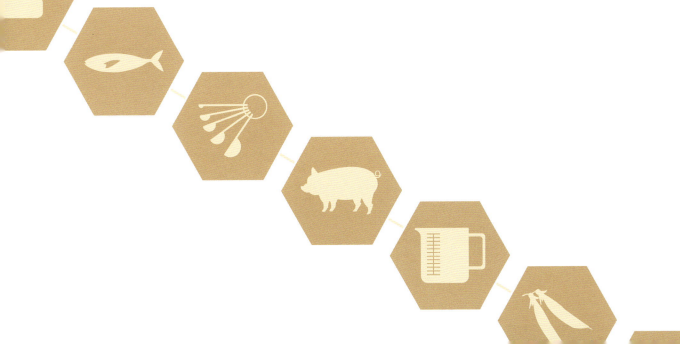

衛生管理

1. 身だしなみ
① 頭　　　　髪：髪は帽子からはみ出ないように納める。束ねられる長さの長髪であれば束ねてから、帽子をかぶると納まりやすい。
② 化　　　　粧：化粧はしない、または薄化粧であること。特に香りの強い化粧品や香水は用いない。
③ 　　　爪　　：爪の間には菌や埃などがはさまりやすく不衛生であるため、短く切り揃える。マニキュアはしない。
④ アクセサリー類：イヤリング、ピアス、指輪、ペンダント、ネックレス、腕時計などは、作業中に落としてしまう可能性があり、料理への異物混入の原因となる。また、指輪やブレスレットと手指の間には菌が増殖しやすく、手洗いによっても洗い流すことが困難である。そのため、調理学実習室や厨房に入る際には、アクセサリー類は必ず全て外す。

2. 服　装
　　専用の清潔な帽子（または三角巾）、白衣（または割ぽう着、エプロン）、シューズを着ける。また、清潔な個人用手拭タオルを白衣ポケットに入れておく。専用の帽子、白衣、手拭タオルは、毎回洗濯し、清潔を保つ。白衣の中の服装も、動きやすく清潔なものとする。
　　なお、実習中、用便などで一時退出する際は、必ず帽子、白衣を脱ぎ、シューズを履き替えること。

3. 手洗い
① 水で手をぬらし石けんをつける。
② 指、腕を洗う。特に、指の間、指先をよく洗う（30秒程度）。　　　　　①～③の手順は2回以上実施する。
③ 石けんをよく洗い流す（20秒程度）。
④ 使い捨てペーパータオルなどで拭く（タオルなどの共用はしないこと）。
⑤ 消毒用のアルコールをかけて手指によくすり込む。
　　上記の方法は、大量調理施設衛生管理マニュアルによるものである。基礎調理学実習や家庭においても参考にするとよい。

4. 調理台・器具・食材
① 調　理　台：実習を始める前に必ずきれいに拭く。大量調理では必ずアルコール消毒を行う。
② 器具・食器：包丁やまな板は、肉、魚と野菜を分けるなど用途別に使い分ける。洗ってしまっておいたものも、使用前には必ず洗い、清潔な乾いた布巾などで拭き、アルコール消毒を行う。ただし、まな板はかたく絞った布巾で余分な水分を拭き取り、乾燥し過ぎないようにする。使用後は適正な洗浄、消毒を行う。
③ 食　　　　材：野菜、果物は、下処理を行う前に必ず水洗いし、泥や埃などを洗い流す。魚類は、未処理のものは水洗いしてから下処理を行うが、切り身の場合は洗わないのが一般的である。食材の保管は適正な温度で行う。

調理操作

1. 非加熱操作

1) 計量する

重量の計量には、台はかり、デジタルはかりを用いる。容量の計量には、計量カップや計量スプーンを用い、正確にはかることが重要である。計量カップ (200 ml) 1 杯は 1C と表記する。ただし、米をはかる計量カップ 1 杯は、1 合 (180 ml) なので注意する。計量スプーンの小さじ (5 ml) 1 杯は「小 1」または「1 ts (1 tea spoon)」、大さじ (15 ml) 1 杯は「大 1」または「1 Tbs (1 Table spoon)」と表記することがあるので、覚えておくとよい。また、重量と容量の関係を理解しておく必要がある。

2) 洗浄する

調理の最初に行う基本操作で、食材に付着した土や砂、虫などの卵、農薬、微生物などの異物や、衛生上好ましくないものを取り除く目的で行う。方法は、水洗いが一般的であるが、食塩水や洗剤などを用いる場合もある。振り洗い、もみ洗い、混ぜ洗いなど食材の性質に合わせて適切な方法で行う。

3) 浸漬する

吸水、あく抜き、変色防止、塩抜き、味の浸透、くさみ抜き、うま味成分の溶出、砂出し、物性の向上などの目的で行う。水 (お湯)、食塩水、酸性やアルカリ性の溶液、調味液などに浸漬する。乾物は浸漬操作で吸水、膨潤、軟化させてから用いる。

4) 切砕する

包丁などを用いて、食材を二つ以上に分ける、むく、刻む、手でちぎる、おろす (魚) などの操作がある。目的は大きく四つあり、互いに関連し合っている。
① 不要な部位を取り除く。
② 食べやすい大きさにする。
③ 味の浸透や、火の通りを良くする。
④ 見ためを美しく仕上げる。

2. 加熱操作

1) 湿式加熱

(1) 炊 く

米に水を加えて加熱し、デンプンを糊化して飯にする操作である。洗米、浸漬、加熱、蒸らしの順で行う。

(2) 茹でる

沸騰させたお湯の中で食品を加熱する操作である。主な目的としては、①軟化、②不味成分 (あくなど) の除去、③タンパク質凝固、④色素の安定化、⑤酵素の失活、⑥殺菌などがある。

(3) だしをとる

うま味成分を含む食品を浸漬、加熱して、うま味成分を溶出する操作である。だしの材料には動物性のかつお節、煮干し、鶏骨、牛すね肉・すね骨、干えび、干貝柱、植物性の昆布、乾しいたけなどがある。

(4) 煮 る

水 (お湯)、だし汁、調味液の中に食材を入れ、加熱する操作である。関西では「炊く」ということもある。煮る手順は主に三つある。

① 調味液とだし汁で食材を最初から煮る。
② 調味液とだし汁を沸騰させてから、食材を煮る (煮魚)。
③ 食材を加熱 (茹でる、炒める、揚げるなど) してから、調味料やだし汁を加えて煮る (根菜の煮物)。

(5) 蒸　す

　　水を沸騰させて、発生した水蒸気の潜熱を利用して食材を加熱する操作である。食材の形がくずれにくく、煮る操作に比べて水溶性成分の損失が少ない。

2) 乾式加熱

(1) 焼　く

　　熱源に食材を直接あてて加熱する方法（直火焼き）と、フライパン、鉄板や鍋で食材を加熱する方法（間接焼き）、オーブン、スチームコンベクションオーブンで加熱する方法（蒸し焼き）に大別される。直火焼きの調理例は串焼き、姿焼きなど、間接焼きにはホイル焼き、ビーフステーキ、蒸し焼きにはローストチキン、プディングなどがある。

(2) 炒める

　　フライパンなどで少量の油とともに食材を加熱する操作である。"焼く"と"揚げる"の中間的な要素を持つ操作で、高温短時間で加熱する方法である。

(3) 揚げる

　　油脂の中で食材を高温短時間で加熱する操作である。食材により温度や時間の調節が重要である。

(4) 煎　る

　　食材の水分を飛ばし、焦げめを付けたり、風味を増す目的で加熱する操作方法である。

3) 誘電加熱

　　周波数 2,450MHz/s のマイクロ波を食材に照射して食品中の水分子を振動回転させ、摩擦によって生じた熱を利用して加熱する方法である。この方法を利用した調理機器は電子レンジであり、解凍、下茹で、乾燥など様々な加熱方法に利用できる。

4) 電磁誘導加熱

　　高周波電流を流し、高周波磁場を発生させ、そこに金属を置くと温度が上昇することを利用して加熱する方法である。熱効率が良く、調理機器から炎や熱が発生しない。この方法はIH（Induction Heating）方式といわれ、クッキングヒーター、炊飯器などに採用されている。

基本操作

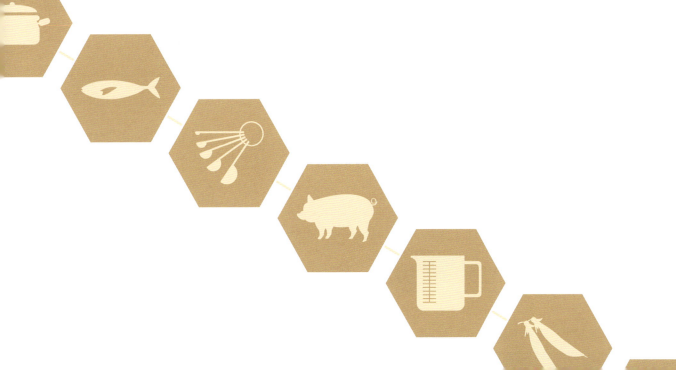

1. 器具の使い方

Disc1　Chapter 001
計量カップ

Disc1　Chapter 002
計量スプーン

Disc1　Chapter 003
デジタルはかり

Disc1　Chapter 004
包丁の種類

Disc1　Chapter 005
包丁の握りと構え方

Disc1　Chapter 006
包丁の砥ぎ方

2. 切り方、むき方の基本と応用

1）基　本

Disc1　Chapter 007
いちょう切り
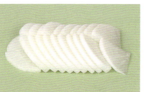

Disc1　Chapter 008
薄切り
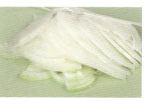

Disc1　Chapter 009
桂むき
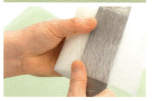

Disc1　Chapter 010
くし切り
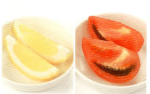

Disc1　Chapter 011
小口切り
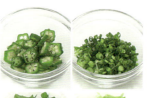

Disc1　Chapter 012
さいのめ切り、
あられ切り
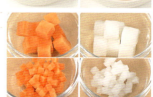

Disc1　Chapter 013
ざく切り、
　ぶつ切り
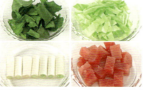

Disc1　Chapter 014
ささがき
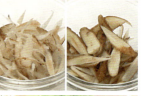

Disc1　Chapter 015
色紙切り
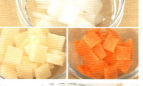

Disc1　Chapter 016
せん切り
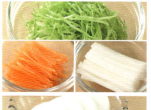

Disc1　Chapter 017
そぎ切り
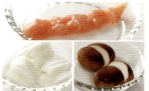

Disc1　Chapter 018
半月切り
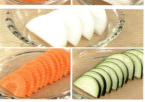

Disc1 Chapter 019		Disc1 Chapter 020	
拍子木切り、短冊切り	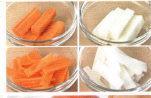	みじん切り、粗みじん切り	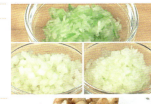
Disc1 Chapter 021		Disc1 Chapter 022	
湯むき	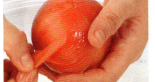	乱切り	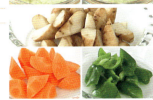
Disc1 Chapter 023			
輪切り	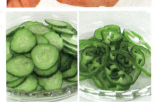		

2）応 用

Disc1 Chapter 024		Disc1 Chapter 025	
鏡ゆず（へぎゆず）、松葉ゆず		鹿の子切り、松笠切り	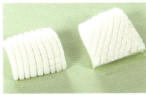
Disc1 Chapter 026		Disc1 Chapter 027	
唐草切り	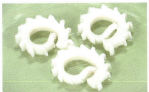	切り違い	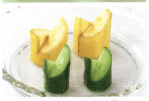
Disc1 Chapter 028		Disc1 Chapter 029	
刺身の切り方（ぶり、たい、いか、まぐろ）	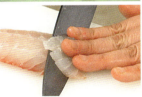	しいたけの花切り	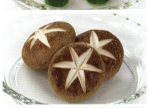
Disc1 Chapter 030		Disc1 Chapter 031	
蛇腹切り	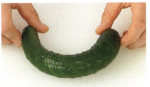	白髪ねぎ、針ねぎ	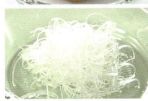
Disc1 Chapter 032		Disc1 Chapter 033	
手綱こんにゃく、手綱かまぼこ	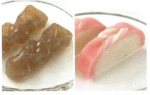	茶せん切り	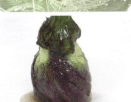
Disc1 Chapter 034		Disc1 Chapter 035	
ねじり梅	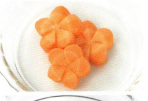	花れんこん	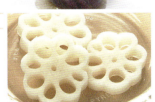
Disc1 Chapter 036		Disc1 Chapter 037	
針しょうが	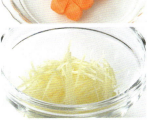	結びみつば	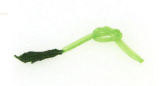

Disc1 Chapter 038		Disc1 Chapter 039	
面取り、隠し包丁	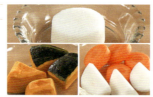	矢羽根切り	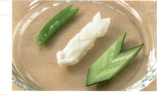
Disc1 Chapter 040		Disc1 Chapter 041	
ラディッシュの飾り切り（水玉、花びら）	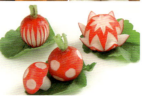	りんごの飾り切り（うさぎ、木の葉）	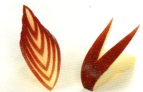
Disc1 Chapter 042		Disc1 Chapter 043	
レモン（リボン）、すだち（皮結び）の飾り切り	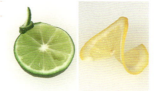	六方むき	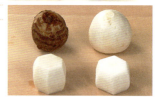

3. 食材の下処理

1) 米

Disc1 Chapter 044	
米のとぎ方	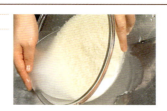

2) いも、豆、野菜類

Disc1 Chapter 045		Disc1 Chapter 046	
油揚げ（油抜き）	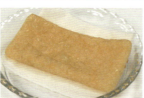	アボカド	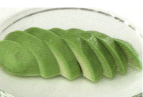
Disc1 Chapter 047		Disc1 Chapter 048	
板ずり	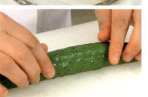	オクラ、アスパラガス、じゃがいも	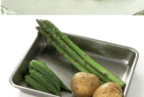
Disc1 Chapter 049		Disc1 Chapter 050	
かぼちゃ（種取り）	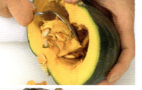	皮むき（かぶ、じゃがいも、ごぼう）	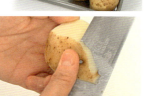
Disc1 Chapter 051		Disc1 Chapter 052	
きのこ	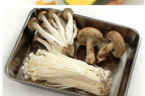	くり（むき方）	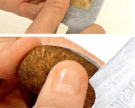

| Disc1 Chapter 053 こんにゃく | 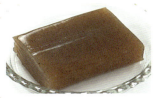 | Disc1 Chapter 054 さといも（ぬめり取り） | 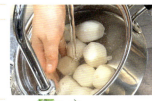 |

| Disc1 Chapter 055 ずいき | 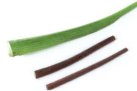 | Disc1 Chapter 056 筋取り（さやえんどう、セロリ） | 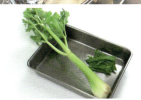 |

| Disc1 Chapter 057 たけのこ | 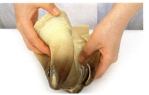 | Disc1 Chapter 058 豆　腐（水きり） | 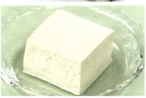 |

| Disc1 Chapter 059 ふ　き | 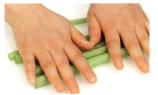 | Disc1 Chapter 060 もやし（ひげ根取り） | 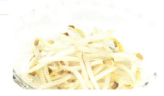 |

| Disc1 Chapter 061 わらび | 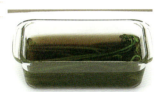 |

3）魚介類

| Disc1 Chapter 062 魚（下処理） | 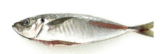 | Disc1 Chapter 063 魚（二枚おろし、三枚おろし） | 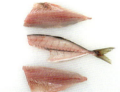 |

| Disc1 Chapter 064 いわし（手開き） | 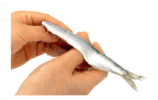 | Disc1 Chapter 065 い　か（さばき方） | 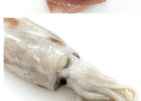 |

| Disc1 Chapter 066 え　び（揚げ物用） | 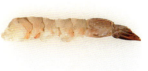 | Disc1 Chapter 067 え　び（背わた取り） | 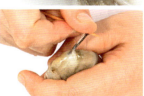 |

| Disc1 Chapter 068 貝（砂抜き） | 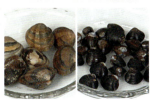 | Disc1 Chapter 069 か　に（さばき方） | 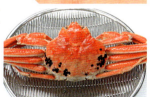 |

Disc1　Chapter 070
た　こ（さばき方）

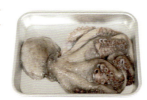

4）肉　類

Disc1　Chapter 071
観音開き

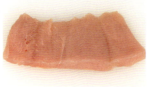

Disc1　Chapter 072
鶏ささ身の筋取り

Disc1　Chapter 073
鶏手羽中のチューリップ

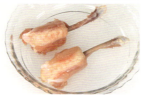

Disc1　Chapter 074
筋切り

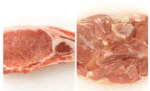

Disc1　Chapter 075
レバー

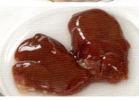

5）乾　物

Disc1　Chapter 076
乾燥わかめ、切干しだいこん、はるさめ、乾しいたけ
資料集……p. 65

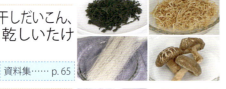

Disc1　Chapter077
かんぴょう
資料集……p. 65

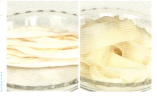

Disc1　Chapter 78
凍り豆腐（高野豆腐）
資料集……p. 65

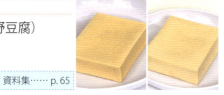

調理の基礎

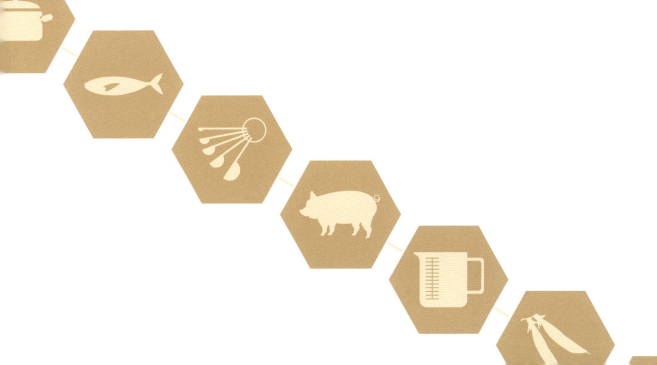

1. 米

Disc1　Chapter 079
白米飯

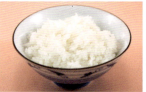

作り方と調理のポイント…… p. 23

Disc1　Chapter 080
おにぎり・おむすび

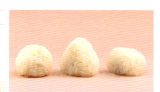

作り方と調理のポイント…… p. 23

Disc1　Chapter 081
すし飯

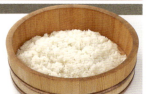

作り方と調理のポイント…… p. 23

Disc1　Chapter 082
全　粥

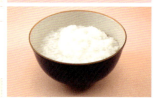

作り方と調理のポイント…… p. 24

2. 魚介類

Disc1　Chapter 083
でんぶ

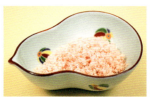

作り方と調理のポイント…… p. 24

3. たまご

Disc1　Chapter 084
ゆで卵

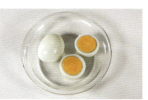

作り方と調理のポイント…… p. 24

Disc1　Chapter 085
温泉卵

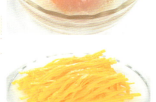

作り方と調理のポイント…… p. 25

Disc1　Chapter 086
ポーチドエッグ

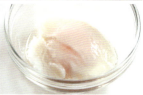

作り方と調理のポイント…… p. 25

Disc1　Chapter 087
錦糸卵

作り方と調理のポイント…… p. 25

Disc1　Chapter 088
メレンゲ（卵白の泡立て）

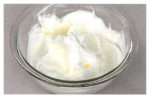

作り方と調理のポイント…… p. 26

4. 油脂、乳製品

Disc1　Chapter 089
ホワイトソース

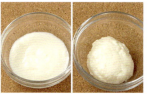

作り方と調理のポイント…… p. 26

Disc1　Chapter 090
ブラウンルー

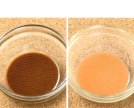

作り方と調理のポイント…… p. 27

Disc1　Chapter 091
カレールー

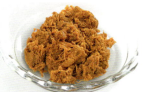

作り方と調理のポイント…… p. 27

Disc1　Chapter 092
フレンチドレッシング

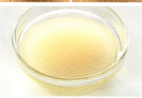

作り方と調理のポイント…… p. 28

Disc1　Chapter 093
マヨネーズ
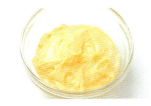
作り方と調理のポイント……p. 28

Disc1　Chapter 094
ホイップクリーム
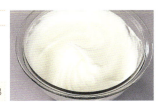
作り方と調理のポイント……p. 28

5. 基本のだし

Disc1　Chapter 095
一番だし、二番だし
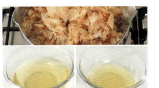
資料集……p. 71

Disc1　Chapter 096
昆布だし
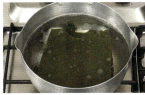
資料集……p. 71

Disc1　Chapter 097
煮干しだし
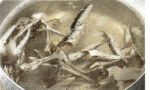
資料集……p. 71

Disc1　Chapter 098
中国風だし（湯タン）
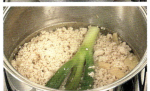
資料集……p. 71

Disc1　Chapter 099
洋風だし
【仏】ブイヨン
【英】スープストック
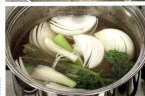
資料集……p. 71

6. ゲル化剤

Disc1　Chapter 100
寒　天
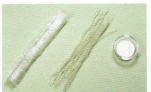
資料集……p. 82

Disc1　Chapter 101
ゼラチン
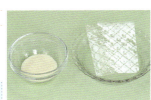
資料集……p. 82

7. お茶、コーヒー

Disc1　Chapter 102
日本茶（せん茶）
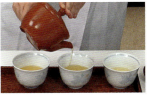
資料集……p. 85

Disc1　Chapter 103
紅　茶
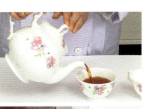
資料集……p. 85

Disc1　Chapter 104
中国茶
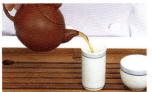
資料集……p. 85

Disc1　Chapter 105
コーヒー
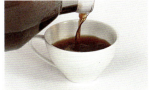

8. 加熱調理・茹で方

Disc1　Chapter 106
葉野菜
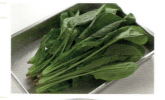

Disc1　Chapter 107
根　菜
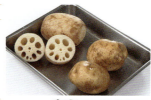

Disc1　Chapter 108
豆
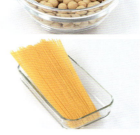

Disc1　Chapter 109
うどん、
　そうめん、
　　そ　ば
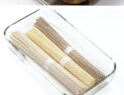

Disc1　Chapter 110
パスタ（スパゲッティ）

9. 加熱調理・操作

Disc1　Chapter 111
酒蒸し
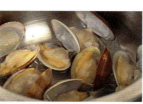

Disc1　Chapter 112
霜降り
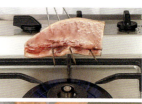

Disc1　Chapter 113
湯　煎
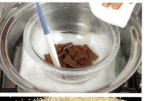

Disc1　Chapter 114
裏ごし
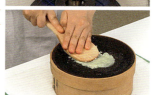

Disc1　Chapter 115
から煎り
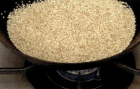

Disc1　Chapter 116
煮切りみりん
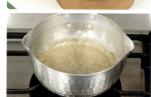

Disc1　Chapter 117
茹でこぼし
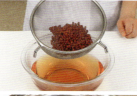

Disc1　Chapter 118
おかあげ
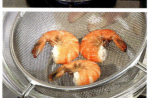

Disc1　Chapter 119
落とし蓋
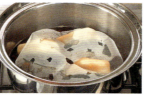

Disc1　Chapter 120
揚げ油の温度
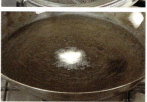

白米飯

Disc 1　Chapter 079

材料	可食量（g）1人分	4人分	目安量
米	75	300	
水	112	450	米の重量に対して1.3〜1.5倍 米の容量に対して1.1〜1.2倍

注）新米は水加減を少なくする。

★ memo ★
「米をとぐ」操作

以前は「米をとぐ」操作が行われていたが、近年は精米技術の向上により、水を加えて軽く混ぜ水を取りかえるだけでもよいといわれている。

炊飯の加熱過程
① 温度上昇期　（強火・10分）
② 沸騰期　　　（中火・5分）
③ 蒸し煮期　　（弱火・10〜15分）
④ 強火で10秒
⑤ 火を止める
⑥ 蒸らし期　　（10〜15分）

蓋は開けない

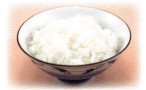

■ 作り方

1. ボールに米とたっぷりの水を入れて軽くかき回し上水を流す。これを3〜4回行って、水があまり濁らなくなったら、ザルにあげて水をきる。
2. 文化鍋に1の米と分量の水を入れ、30〜60分浸漬、吸水させる。
3. 沸騰まで強火、沸騰したら沸騰が続く程度の火力にし5〜6分、弱火にして14〜15分加熱する。約10秒強火にした後、火を止めて10〜15分蒸らす。
4. ぬらしたしゃもじで切るように混ぜる。

■ 調理のポイント

- 技 1回目の水は、糠やごみが再び米に吸着しないように、素早く捨てる。
- 技 標準的な加水量は、米の重量に対して1.5倍（米の容量に対して1.2倍）。
- 技 吸水は水温が高いほど速いため、浸漬時間は夏季で30分以上、冬季で60分以上が望ましい。なお、約120分で平衡に達するので、長時間浸漬させない。
- 科 米デンプンの十分な糊化には、98℃で20分間の加熱が必要である。
- 技 しゃもじは飯が付着しないように必ず水でぬらす。

調理の基礎　米

おにぎり・おむすび

Disc 1　Chapter 080

材料	目安量
飯	丸　形（1個）：100 g 三角形（1個）：100 g 俵　形（1個）：60 g
梅干し	10 g × 3個
食塩	適量

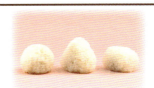

■ 作り方

1. 手のひらを水で湿らせ、食塩を付けて手のひらに広げる。
2. 温かい飯を手のひらに広げ、中央をくぼませる。
3. 中央のくぼみに具をのせる。もう一方の手でまわりの飯をかぶせて、具を包み込み丸くまとめる。

● 丸　形
- 自然な丸みが付くように、飯を回転させながら握って、形を整える。

▲ 三角形
- 片方の手を山形にし、もう一方の手に飯を軽く押さえつけるように厚みを調整しながら握る。
- 数回飯を回転させ、形を整える。

■ 俵　形
- 片方の手で両端を平らに押さえるようにしながら飯を回転させて握り、形を整える。

■ 調理のポイント

- 技 手水は、やや冷たい水を使用した方が、飯が手に付きにくい。
- 技 最初はやや力を入れて握り、形を整える際にはあまり力を入れ過ぎずに握ることにより、表面はしっかり、内部は米がつぶれず、ふんわり仕上がる。
- 技 温かい飯は粘りがあるため、柔らかく握っても形が保たれる。

【注意】
衛生管理上、手袋やラップを用いて握る。

すし飯

Disc 1　Chapter 081

材料		可食量（g）1人分	4人分	目安量
米		100	400	
昆布だし		123	492	米の重量に対して1.3倍 − 酒
酒		7	28	米の重量に対して　　　7％
合わせ酢	米酢	15	60	米の重量に対して13〜15％
	砂糖	2	8	米の重量に対して　2〜5％
	食塩	1	4	米の重量に対して　1〜2％

★ memo ★
合わせ酢の割合

合わせ酢はちらし寿司、握り寿司、巻き寿司など、具の種類や量によって加減する必要がある。
米酢：13〜15％、砂糖：2〜5％、食塩：1〜2％（全て米の重量に対する割合）が一般的である。蒸し寿司は酢を少なくし、青魚を用いる場合は酢、食塩を多くする。いなり寿司は食塩を少なくし、砂糖を多くする。
関西合わせ酢：米酢15 g、砂糖5 g、食塩1.5 g

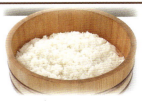

■ 作り方

1. 盤台（すしおけ）は水をはり、湿らせておく。
2. 釜に洗米した米と必要量の昆布だしを加え、30分〜1時間浸漬させる。
3. 酒を加え、よくかき混ぜて炊飯する。
4. ガラス又はホーローの小ボールに米酢、食塩、砂糖を混ぜ溶かし、合わせ酢を作る。
5. 盤台の水を捨て、かたく絞ったぬれ布巾でよく拭く。炊けた飯をなるべく広げないように盤台に移し、合わせ酢を均等に回しかける。ぬらしたさらしをかたく絞って上からかけて、2〜3分間蒸らす。
6. しゃもじで切るように飯をほぐし、うちわで扇ぎながら余分な水分を飛ばすとともに冷ます。

■ 調理のポイント

- 技 盤台に米粒が付かないようにするため、また、食材や調味料の味や香りが移るのを防ぐためにあらかじめ湿らせておく。
- 技 合わせ酢を加えるため、炊飯時の加水量を1.3倍に減らす。
- 技 昆布だしは、酒を加える分を減らしたものを用いる。
- 技 ガラスやホーローは酸やアルカリに強いため、合わせ酢を作るのに適している。
- 技 盤台が飯の余分な水分を吸い取る。
- 技 素早く冷ますことで飯につやが出る。

23

全粥

Disc 1　Chapter 082

材料	可食量（g） 1人分	可食量（g） 4人分	目安量
米	40	160	
水	240	960	米の重量に対して6倍 米の容量に対して5倍

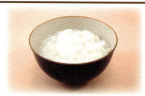

■作り方

1. 鍋に洗米して水をきった米と分量の水を入れ、30〜60分浸漬、吸水させる。
2. 蓋をして沸騰するまで強火で加熱し、沸騰後は鍋の中央が静かに沸騰が続く程度の火力で40〜50分加熱する。
3. 火を止めて5分程度蒸らす。
4. 玉じゃくしで混ぜる。
5. 器に盛り付ける。

■調理のポイント

- 技 加熱中にかき混ぜると、粘りが出て焦げ付きやすく、風味が落ちるので、かき混ぜない。
- 技 粥の状態は米粒が十分ふくれ、つぶれず、まわりに濃厚なおもゆが付着しているのがよい。

調理の基礎／米／魚介類／たまご

でんぶ

Disc 1　Chapter 083

材料	可食量(g)	目安量
たい	120	
食塩	1	小さじ1/6
砂糖	10	大さじ1強
酒	12	小さじ2・1/2
A 食紅		少々
A 水	30	

注）出来上がり量は約80g。
注）太巻きの場合、1本あたり約20g使用する。

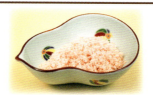

■作り方

1. 鍋に湯を沸かし、たいの切り身を茹でる。
2. バットの上にさらしの布巾を敷き、布巾の上に茹でたたいを置く。たいの皮や骨、血合の部分を取り除く。布巾でたいの身を包み、水の入ったボールに入れ、布巾の中でもみほぐし、水分を絞る。
3. 食紅を爪楊枝の後ろに少し取り、Aの水がピンク色になるように溶かす。
4. 小鍋にほぐしたたいの身を入れ、食塩、砂糖、酒、水に溶いた食紅を加え、火にかけてさらに混ぜる。桜の花のような薄いピンク色に仕上げる。
5. 器に盛り付ける。

■調理のポイント

- 科 白身の魚は筋繊維を結着させる筋漿タンパク質が少ないため、加熱により繊維状にほぐれやすくなる。
- 技 余分な脂肪やゼラチン質を除く。
- 技 食紅のかわりに、すりおろしたにんじんを用いてもよい。
- 技 菜箸を4〜6本利用して、たいの身が細かくなるようにほぐす。弱火で焦がさないようにする。

ゆで卵

Disc 1　Chapter 084

材料	
たまご	4個

★ memo ★

半熟卵と固ゆで卵

一般的に、半熟卵は卵白がほぼ凝固し卵黄は半凝固の状態、固ゆで卵は卵白と卵黄が完全に凝固した状態をいう。

沸騰後の加熱時間とたまごの変化

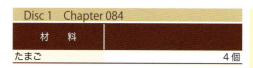

5分　12分　15分以上

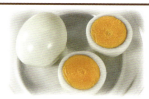

■作り方

1. 鍋に常温のたまごを入れ、たまごがかぶる程度の水を入れて、中火にかける。
2. 茹で始めの約2分は静かに菜箸で転がし、卵黄が中心にくるように固める。
3. 沸騰したら弱火にし、微沸騰状態を保ちながら、半熟卵の場合は5〜7分、固ゆで卵の場合は約12分茹でる。
4. 茹で上がったらすぐに冷水にとり、冷めたら殻をむく。

■調理のポイント

- 技 熱湯から茹で始めると温度差で殻にひびが入りやすいので、水から茹でる。
- 科 90℃で15分以上加熱すると、卵黄の表面が暗緑色となる。卵白中に含まれるアミノ酸のシスチンが分解されて生じる硫化水素（H_2S）と卵黄中の鉄が反応し、硫化第一鉄（FeS）が生成されるためである。古い卵ほど生じやすいのは、pHが上昇しているので硫化水素が発生しやすいためである。
- 科 茹で上がり後すぐに冷水につけるのは、余熱の影響を無くし硫化水素の発生を防止するためと、卵殻膜と卵白の密着を防ぎ殻をむきやすくするためである。

温泉卵

Disc 1　Chapter 085

材　料	
たまご	2個

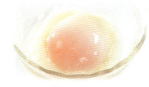

■作り方

1. 鍋（ミルクパン）にお湯を沸かし、70℃に保つ。

2. 常温のたまごをザルに入れる。ザルごと鍋の中に入れ、蓋をして約20分おく。

3. 冷水にとって冷ます。

★ memo ★
「温泉卵」とは

　卵黄と卵白の凝固温度の差を利用したたまごの調理が「温泉卵」である。二重鍋、保温ポットや発泡スチロール製の容器などを用いて、70℃のお湯に約20分つけておくことで出来上がる。

■調理のポイント

- 科 卵白は約60℃でゲル化が始まり、70℃で半流動のゲルとなり、80℃以上で完全に凝固する。卵黄は65℃前後でゲル化が始まり、70℃で粘りのあるもち状、75～80℃でほぼ凝固する。

ポーチドエッグ

Disc 1　Chapter 086

材　料	目安量
たまご	1個
食　塩	茹で水の重量に対して 0.8～1%
酢	茹で水の重量に対して 2～3%

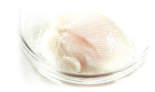

■作り方

1. 鍋に水を入れ沸騰させる。

2. 食塩、酢を入れ、火を弱めて微沸騰の状態を保つ。

3. たまごを小さめの容器に割り入れ、鍋に静かに落とす。

4. 卵黄の周囲に卵白を寄せまとめながら加熱する。卵白が固まってきたらその状態でさらに1～2分加熱する。

5. 穴あき玉じゃくしですくい、冷水にとる。

★ memo ★
「ポーチドエッグ」とは

　お湯の中にたまごを落として卵白で卵黄を包み込むように固めた料理である。日本語では「落としたまご」という。
　熱凝固を助けるために、たまごは常温のものを用いる。
　さらに、古いたまごは水様卵白が多くなるため、まとまりにくく、形がうまく作れないので、新鮮なたまごの方が適している。

■調理のポイント

- 技 アルミ製の鍋は、酸性下で用いるとアルミが溶出する可能性があるので、使用を避ける。

- 科 卵白の熱凝固性に関わるタンパク質、オボアルブミンの等電点はpH4.7である。茹で水に酢を入れpHを等電点に近づけることにより、熱凝固を促進させる。

- 科 食塩濃度が高くなるにつれて、たまごのゲル強度は高まる。

錦糸卵

Disc 1　Chapter 087

材　料		目安量
たまご		1個
食　塩		たまごの重量に対して 0.7%
A	かたくり粉	たまごの重量に対して 1.0%
	水	かたくり粉と同量
油		適量

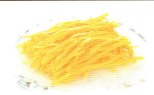

■作り方

1. ボールにたまごを割りほぐし、食塩とAの水溶きかたくり粉を加えてよく混ぜ、ストレーナー（こし器）で一度こす（卵液）。

2. 卵焼き器を熱し、油をひき、余分な油はきれいに拭き取る。菜箸に卵液を付けて落とし、「ジュッ」と音がする温度になったら卵液を少量流し入れて、薄く広げる。

3. 表面が固まったら菜箸などで裏返し、裏面もさっと焼く。

4. 冷めたら半分に切って重ね、細く切る。

★ memo ★
砂糖を加える錦糸卵

　薄焼き卵で巾着などを作る場合は、砂糖、かたくり粉を加え、破れにくくする。

　　かたくり粉：たまごの重量に対して 1.0%
　　食　　塩：たまごの重量に対して 0.7%
　　砂　　糖：たまごの重量に対して 0.5%

■調理のポイント

- 科 デンプンを加えると、焼いたときに自由水（他の成分と結合していない水）と結合して糊化するため、薄焼き卵の水分が保たれる。

- 技 こすことにより、卵液を均一にする。

- 技 油が多過ぎると、表面がでこぼこになりやすく、きれいに仕上がらない。

- 科 焼き温度は160～200℃。温度が高いほど、自由水の大部分が瞬間的に蒸発すると同時にタンパク質が凝固するため、きめの細かい錦糸卵となる。

★ memo ★
「錦糸卵」とは

　薄焼き卵を細長く切ったもので、明るい色彩を持つことから錦の糸に例えられている。

メレンゲ（卵白の泡立て）

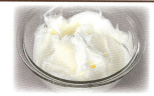

Disc 1　Chapter 088

材　料	
卵　白	たまご3個分
砂　糖	卵白と同量

■作り方

1. 油気をよく洗い流し、乾燥させたボールに卵白を入れる。

2. 卵白を泡立て器で切るようにたたき、濃厚卵白をほぐしてから泡立てる。

3. 泡立てた卵白に砂糖を加える（メレンゲ）。砂糖の割合が高い場合は2～3回に分けて加える。

4. 角が立つまでさらに泡立てる。

■ 調理のポイント

- 科 油気が残っていると、脂肪が泡の薄膜に吸着されて膜を不安定にし、泡立ちにくくなる。
- 科 卵白に卵黄が少しでも混ざると、卵黄中の脂質の影響で起泡性が低下する。
- 科 卵白はある程度温度が高い方が泡立ちが良くなるが、温度が高過ぎるとつやの無い脆い泡となる。低温では泡立ちは多少劣るが、できた泡はしっかりしていてつやが良く、こしも強い。
- 技 砂糖を最初から入れると、泡立ちにくくなるので、ある程度泡立ててから砂糖を加える。
- 科 砂糖を加えてさらに泡立てると、きめ細かく、つやのある泡となる。砂糖は多い方が安定性、可塑性が高くなる。
- 科 安定した泡をさらに撹拌すると、泡膜が破れ、凝集が起こり、液が分離してくる。

★ memo ★
「メレンゲ」とは

卵白を泡立て、卵白の重量に対して1～2倍の砂糖を加えたもの。生やコンポートにした果物の飾りにしたり、淡雪かんなどの菓子材料に用いられる。メレンゲを90℃で60～80分焼くと、焼きメレンゲになる。

泡立て温度		起泡性	安定性
	10℃	↑ 悪	↑ 良
	20℃		
	30℃	↓ 良	↓ 悪
	40℃		
砂糖添加		↓	↑
新鮮たまご		↓	↑

ホワイトソース

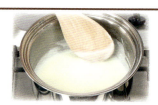

Disc 1　Chapter 089

材　料	
バター	10 g
薄力粉	10 g
牛　乳	200 ml

■下準備

① 薄力粉 → ふるう

■作り方

1. 鍋にバターを入れ、焦がさないように溶かす。①の薄力粉を一度に加え、さらっとするまで炒める（120℃）。色が付かないように弱火で加熱し、焦げ色が付きそうなときは、鍋底をぬれ布巾で冷ましながら炒める。

2. 鍋を火から下ろして、ルーの温度を下げる（約40℃）。

3. 約60℃に温めた牛乳を少しずつ加え、ルーを徐々に木じゃくしで溶きのばす。

4. 鍋を火にかけ、中火で煮立つまでかき混ぜる。最終温度が96～98℃になるまで5～8分煮込む。

■ 調理のポイント

- 科 小麦粉は、デンプン含有量の多い薄力粉を用いる。
- 技 炒め始めはボソボソとしている。色が付かないように弱火で炒める。さらりと流れるような状態になるまで炒める。
- 科 ホワイトソースのとろみは、小麦デンプンの糊化による。ルーの炒め温度が120℃以上になると、粘度は急激に減少する。
- 技 ホワイトルー：120℃、10分間炒める（最終温度120～130℃）。
- 科 ルーに牛乳を混ぜるとき、ルーの温度が、牛乳の温度より低くなるようにするとだまになりにくい。
- 科 ルーと牛乳を混ぜたときに、温度がデンプンの糊化温度の58℃以下であるとだまになりにくい。
- 技 プツプツと全面が煮立つまで加熱する。だまができやすいので注意する。
- 技 ホワイトソースは、88℃で加熱を終了すると舌触りが悪くなる。94℃まで加熱することで、デンプンの糊化が十分に進み、脂肪球も細かく分散して、なめらかな舌触りのソースに仕上がる。

★ memo ★
ソースの硬さ

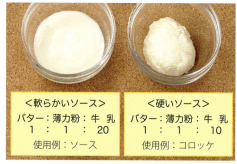

＜軟らかいソース＞	＜硬いソース＞
バター：薄力粉：牛　乳 　1　：　1　：　20	バター：薄力粉：牛　乳 　1　：　1　：　10
使用例：ソース	使用例：コロッケ

ベシャメルソース

ホワイトソースは、ベシャメルソースともいう。グラタン、ソースに用いる場合は牛乳を200mlにして軟らかいソースとし、コロッケなどの料理に用いる場合は牛乳を100mlにして硬めのソースを作る。

ブラウンルー

Disc 1　Chapter 090

材　料	
バター	30 g
薄力粉	30 g

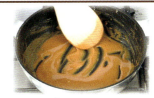

■下準備
①薄力粉 → ふるう

■作り方
1　フライパンにバターを入れ、焦がさないように溶かす。①の薄力粉を一度に加え、弱火で約10分、さらっとするまで炒める。

2　ルーが色付くまで加熱を続ける。

■調理のポイント

科　小麦粉は、デンプン含有量の多い薄力粉を用いる。

技　炒め始めはボソボソとしているが、加熱を続けるとさらりと流れるような状態になる。

科　ソースのとろみは、小麦デンプンの糊化による。

技　ルーが色付き始めると、すぐに焦げるので注意する。温度調節のため、ぬれ布巾で時折フライパンの底を冷やしながら加熱する。

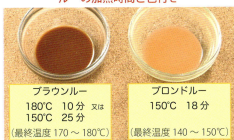

★ memo ★
ルーの加熱時間と色付き

ブラウンルー
180℃　10分　又は
150℃　25分
(最終温度 170〜180℃)

ブロンドルー
150℃　18分
(最終温度 140〜150℃)

★ memo ★
ブラウンルーの用途
　ブラウンルーは、スープストックでのばしてブラウンソース、肉の焼き汁とトマトピューレーでのばしてデミグラスソース、スープストックとトマトピューレーでのばしてトマトソースに応用できる。ブロンドルーは、スープストックでのばしてオーロラソースに応用できる。

カレールー

Disc 1　Chapter 091

材　料	
にんにく	3 g
しょうが	3 g
油	10 g
たまねぎ	200 g
バター	20 g
薄力粉	16 g
カレー粉	14 g

注）カレーライスのルーとして、約4人分。

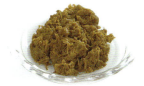

■下準備
①にんにく、しょうが → みじん切り　[Disc1 Chapter020]
②たまねぎ → 薄切り　[Disc1 Chapter008]
③薄力粉 → ふるう

■作り方
1　フライパンに油、①のにんにく、しょうがを入れ、香りが出るまで弱火で炒める。

2　②のたまねぎを加え、油がなじんだら蓋をして5分間蒸し煮にする。

3　さらにあめ色になるまで約20分炒める。

4　バターを加え、溶けたら、③の薄力粉を加えてさらっとするまで炒める。

5　カレー粉を加え、軽く炒めたら火を止める。

■調理のポイント

技　油に、にんにく、しょうがを加えてから火をつけると焦げにくい。

技　たまねぎは、弱火で炒める。火が強いと焦げやすいので注意する。蒸し煮にすることで、炒め時間を短縮できる。

技　ゆっくりと甘味が出るまで炒める。

技　薄力粉がだまにならないように注意しながら炒める。

技　カレー粉は、炒め過ぎると苦味が出て味が落ちるので、炒め過ぎないように注意する。

技　カレールーをスープでのばすことでカレーソースができる。

★ memo ★
「カレー」とは
　日本式カレーは薄力粉がベースだが、インド式カレーはたまねぎをベースにして作る。カレー粉というとインドを思い浮かべるが、カレー粉はインドを植民地としていたイギリス人が発案したものである。カレーとは、タミル語で「ソースを作るときの水とスパイスの煮方」を意味する「Kari（カリー）」を語源とし、スパイスを用いた水気のある煮込み料理のことをいう。スパイスの選び方、使い方が基本となる。

フレンチドレッシング

Disc 1　Chapter 092

材料	
果実酢 又は 穀物酢	15 g
食塩	2 g
砂糖	1 g
洋からし	0.5 g
こしょう	少々
サラダ油 又は オリーブ油	30 g

調理の基礎

★ memo ★
フレンチドレッシングの配合割合と安定性
　フレンチドレッシングの材料配合は、安定性に影響を及ぼす。油と酢の割合は好みによるが、一般的には3：1、2：1、3：2などであり、油の量が多い方が安定性が高い。食塩、こしょうを併用したものは一層分離量が多く、安定性が低下する。

■作り方

1. ボールに果実酢、食塩、砂糖、洋からし、こしょうを入れ、泡立て器でよく混ぜる。

2. サラダ油を少しずつ加えながら、泡立て器で撹拌して白濁させる。

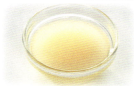

■調理のポイント

科 洋からしが乳化剤となり、安定したエマルションを保つ。

技 食塩が溶けるようによく混ぜる。

★ memo ★
エマルション
　本来混ざり合わない油と水が、乳化剤を介すことにより、細かく分散している状態をさす。水中油滴型（O/W型）と油中水滴型（W/O型）がある。

マヨネーズ

Disc 1　Chapter 093

材料	
卵黄	たまご1個分
食塩	2 g
こしょう	少々
洋からし	少々
果実酢	15 g
サラダ油	150～180 g

油脂、乳製品

★ memo ★
マヨネーズの分離と再生方法
　マヨネーズは、加えるときの油の量と撹拌速度のバランスがくずれたときに分離することがある。分離したときは、上部の分離した油を取り除き、残りのものに酢を一滴ずつ加えて撹拌し、さらに取り除いた油を少しずつ加え撹拌する方法と、新しい卵黄に分離したものを一滴ずつ加え撹拌する方法で再生することができる。

■作り方

1. ボールに食塩、こしょう、洋からしを入れ、泡立て器でよく混ぜる。
2. 果実酢の半量を加えてよく混ぜ、食塩を溶かす。
3. 卵黄を加え、練り混ぜて、なめらかな状態にする。
4. 分量のサラダ油から大さじ1（1Tbs）を取り、一滴ずつ加えて乳化状態を確認しながら泡立て器で撹拌する。
5. 分量のサラダ油から約30 gを取り分け、小さじ1（1ts）ずつ加え、泡立て器で撹拌する。
6. 残りの果実酢半量を加え、硬くなったソースをゆるめる。
7. 残りのサラダ油を徐々に加えながら、よく撹拌する。最後に強く撹拌する。

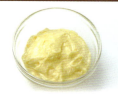

■調理のポイント

技 食塩、こしょう、洋からしは、先によく混ぜておく。

技 食塩はしっかり溶かす。

科 マヨネーズは、少量の水に多量の油が分散した水中油滴型（O/W型）のエマルションである。油と水は本来混合しないものであるが、乳化剤を加えると乳濁状にすることができる。マヨネーズの場合は卵黄中のレシチンが乳化剤の役目を果たしている。

技 様子をみながら少しずつサラダ油を混ぜていく。ソースは徐々に硬くなる。

ホイップクリーム

Disc 1　Chapter 094

材料	
生クリーム	100 g
砂糖	20 g

★ memo ★
ホイップクリームの分離と転相
　乳化剤などが無添加の純生クリームは泡立て過ぎると泡がくずれ、水溶性のバターミルクと脂肪（バター）に分離する。通常のホイップクリームは水中油滴型（O/W型）エマルションであるが、分離したバターミルクと脂肪（バター）を撹拌しながら再乳化させることにより、油中水滴型（W/O型）エマルションのバタークリームに転相する。

■作り方

1. 氷水を入れた大ボールを用意し、その上に生クリームを入れたボールを重ねる。

2. 撹拌によって熱が加わらないように静かに泡立てる。
三分立て程度のときに砂糖やエッセンスを加え、さらに泡立てる。

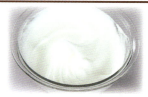

■調理のポイント

科 クリームの泡は、撹拌により抱き込まれた空気の泡の周りにタンパク質の膜ができて、脂肪粒子がその周りに凝集することにより、その構造が安定化する。泡立てることができるクリームは脂肪量が30％以上のものである。

科 生クリームは5℃程度の低温にした方が時間は要するが、起泡性に優れる。

技 ナッペには七～八分立て、絞り出しのデコレーションには十分立て（泡立て器を持ち上げたときにしっかり跡が残る）まで泡立てたホイップクリームを用いる。

調理例

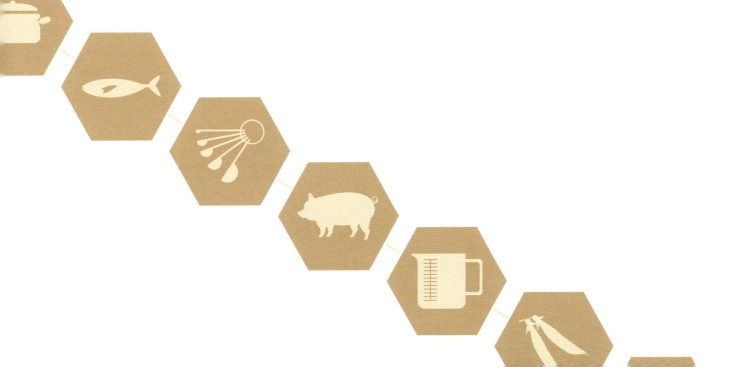

えだまめご飯

Disc 2　Chapter 001

材料	可食量(g) 1人分	可食量(g) 4人分	目安量(4人分)
米	60	240	
水※1	86.5	346	
えだまめ※2	20	80	さや付き150g
酒※1	3.5	14	小さじ3弱
食塩	0.6	2.4	小さじ2/5

※1　水 + 酒が米の重量に対して1.5倍になるようにする。
※2　さや付きのえだまめの廃棄率は約45％である。

■ 下準備

①米 → 洗米 → 分量の水に浸漬
　　　　　　　　　　　[Disc1 Chapter044]

②えだまめ → 沸騰させて1％の食塩（分量外）を加えたお湯で茹でる

■ 作り方

1. ②のえだまめは、さやから取り出し薄皮を取り除く。
2. ①の米に、酒と食塩を加え炊飯する。
3. 炊飯後、直ちにえだまめを手早く全体に散らし、15分間蒸らす。
4. 豆をつぶさないように混ぜ合わせる。
5. 茶碗に盛り付ける。

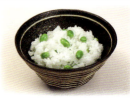

■ 調理のポイント

- 技 食塩を加えると米の吸水が妨げられるので、米を水に浸漬した後、加熱直前に食塩を加える。
- 技 液体調味料（酒、しょうゆなど）を用いる場合は、その分量を炊飯する水の分量（米の1.5倍量）から差し引いておく。
- 技 えだまめは手早く散らし入れ、できるだけ蒸気を逃がさないように速やかに蓋をする。
- 技 釜の底から軽く混ぜ合わせ、全体の水分を均一にする。

★ memo ★
豆ご飯の作り方

炊き上がった飯に塩茹でした豆を入れるよりも、生の豆を米と一緒に炊き込む方が豆の風味が飯に移っておいしくなる。この場合、豆の緑色は若干悪くなるので色鮮やかさを優先するときは塩茹でした豆を炊き上がってから入れるとよい。

栄養価(一人分)			
エネルギー(kcal)	244	炭水化物(g)	48.1
たんぱく質(g)	6.0	食物繊維(g)	1.3
脂質(g)	1.8	食塩相当量(g)	0.6

炊き込みご飯

Disc 2　Chapter 002

材料	可食量(g) 1人分	可食量(g) 4人分	目安量(4人分)
米	60	240	
水※	78	312	
鶏もも肉	15	60	
うすくちしょうゆ	1.3	5	小さじ1弱
油揚げ	4	16	3/4枚
にんじん	4	16	
ごぼう	4	16	
乾しいたけ	1	4	2枚
みりん※	6	24	大さじ1・1/3
うすくちしょうゆ※	6	24	大さじ1・1/3
焼きのり	0.4	1.6	1/2枚

※　水 + みりん + うすくちしょうゆ が米の重量に対して1.5倍になるようにする。

調理例　日本料理　主食

■ 下準備

①米 → 洗米 → 分量の水に浸漬
　　　　　　　　　　　[Disc1 Chapter044]

②乾しいたけ → 水で戻す　[Disc1 Chapter076]

③焼きのり → あぶる → もみのりにする

■ 作り方

1. 油揚げは油抜きし、長さ2cmのせん切りにする。
2. 鶏肉は1〜2cm角の大きさに切り、鶏肉用のうすくちしょうゆで下味を付ける。
3. にんじん、②のしいたけは長さ2cmのせん切り、ごぼうは長さ2cmのささがきにする。
4. ①の米にみりん、うすくちしょうゆを加え、鶏肉、油揚げ、にんじん、ごぼう、しいたけを入れて炊飯する。
5. 炊き上がったら、切るようにして混ぜる。
6. 茶碗に盛り付け、③のもみのりをのせる。

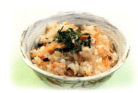

■ 調理のポイント

- 技 油抜きをすることで、余分な油や酸化した油を除き、油臭さを防ぐことができる。さらに味が付きやすくなる。
- 技 食材の大きさを均一にしておく。
- 技 しょうゆや食塩を加えて米を炊くときは、吸水を妨げるので調味料は炊く直前に加える。

栄養価(一人分)			
エネルギー(kcal)	284	炭水化物(g)	51.3
たんぱく質(g)	7.7	食物繊維(g)	1.2
脂質(g)	4.0	食塩相当量(g)	1.2

ちらし寿司

Disc 2　Chapter 003

材料	可食量 (g) 1人分	可食量 (g) 2人分	目安量 (2人分)
すし飯[※1]	220	440	
大正えび（有頭）	30	60	20g×6尾
酒	2.5	5	小さじ1
食塩	0.3	0.6	
錦糸卵　たまご	25	50	M 1個
錦糸卵　砂糖	1.2	2.4	小さじ3/4強
錦糸卵　食塩	0.2	0.4	
錦糸卵　油	1	2	小さじ1/2
にんじん煮　にんじん	10	20	
にんじん煮 A[※2]　砂糖	0.8	1.6	小さじ1/2強
にんじん煮 A　しょうゆ	0.3	0.6	
にんじん煮 A　食塩	0.1	0.2	
にんじん煮 A　だし汁	10	20	大さじ1・1/3
かんぴょう煮　乾かんぴょう	4	8	戻して約55g
かんぴょう煮 B[※2]　砂糖	4	8	大さじ1弱
かんぴょう煮 B　しょうゆ	4	8	小さじ1・1/2弱
かんぴょう煮 B　だし汁	12	24	小さじ5弱
しいたけ煮　乾しいたけ	1	2	1枚
しいたけ煮 C[※2]　砂糖	10	20	大さじ2強
しいたけ煮 C　しょうゆ	1	2	小さじ1/3
しいたけ煮 C　戻し汁	1	2	小さじ2/5
酢れんこん　れんこん	15	30	
酢れんこん D[※2]　酢	3	6	小さじ1・1/5
酢れんこん D　砂糖	2	4	小さじ1・1/3
酢れんこん D　食塩	0.1	0.2	
酢れんこん D　だし汁	5	10	小さじ2
酢取りしょうが　新しょうが	4	8	
酢取りしょうが 甘酢[※2]　酢	0.4	0.8	
酢取りしょうが 甘酢　砂糖	0.3	0.6	
酢取りしょうが 甘酢　食塩	0.1	0.2	
焼きのり（刻み）	0.4	0.8	1/4枚
さやえんどう（絹さや）	3	6	3枚

※1 すし飯を作るときの合わせ酢の配合
　米　酢：米の重量に対して13〜15%
　砂　糖：　〃　　　2〜5%
　食　塩：　〃　　　1〜2%

※2 調味液は口に入る量を記載している。実際に調理をする際には、調理できる量を用意する。

★ memo ★
「ちらし寿司」とは

ちらし寿司は日本のいたるところで作られる料理で、地域ごとに特徴があり、行事や祭礼のときによく作られる。関東風のすし飯は関西風に比べて、甘味が少なく、具は混ぜずに上に飾る。一方、関西風のすし飯は関東風に比べて甘めであり、具もすし飯に混ぜて作り、岡山県ではばら寿司とよばれている。

栄養価（一人分）
エネルギー (kcal)	549	炭水化物 (g)	104.2
たんぱく質 (g)	17.3	食物繊維 (g)	3.0
脂質 (g)	4.7	食塩相当量 (g)	3.1

■下準備

① 飯を炊く (p.23参照)
② たまご → 溶きほぐす
　→ ストレーナー（こし器）でこす
③ にんじん → 皮をむく
　→ 長さ2cmの拍子木切り [Disc1 Chapter019]
④ かんぴょう → 食塩でよくもむ → 流水で洗う
　→ 茹でる [Disc1 Chapter077]
⑤ 乾しいたけ
　→ 水で戻す [Disc1 Chapter076]
⑥ れんこん
　→ 花れんこんにする [Disc1 Chapter035]
　→ 2mm 厚に切る
　→ 3%の酢水（分量外）につける
⑦ さやえんどう → 筋を取る [Disc1 Chapter056]
⑧ 焼きのり → 刻む

■作り方

1. すし飯を作る（下記★memo★参照）。
2. えびは頭と背わたを取り、尾の処理をして串を打つ。鍋にえびが浸る程度の水を入れ沸騰させ、食塩と酒を加えてえびを茹で、茹で汁につけたまま冷ます。串を取って殻をむき、腹開きにする。
3. ②のたまごで錦糸卵を作る (p.25参照)。
4. ③のにんじんは調味液Aで煮て冷ます（にんじん煮）。
5. ④のかんぴょうは調味液Bで煮て、冷まし、1cmの色紙切りにする（かんぴょう煮）。
6. ⑤のしいたけは柄を取ってせん切りにし、調味液Cで煮含めて、冷ます（しいたけ煮）。
7. ⑥のれんこんを鍋に入れ、調味液Dで煮てそのまま冷ます。だし汁が足りない場合は、れんこんがひたひたになる程度まで足す（酢れんこん）。
8. ⑦のさやえんどうは塩茹で後、斜め切りにする。
9. しょうがは皮をむいて薄切りにし、さっと茹でて水をきる。熱いうちに甘酢につけ込む（酢取りしょうが）。
10. 4.5.6の具を混ぜ合わせたすし飯を器に盛り、錦糸卵、れんこん、えび、さやえんどうを盛り付け、酢取りしょうがを添え、⑧の刻みのりを天盛にする。

■調理のポイント

㊡ 飯は少し硬めに炊く。

㊡ 塩もみすることで、加熱時に吸水が促進される。熱湯より水あるいは、ぬるま湯の方が吸水が早く、栄養成分の溶出も少ない。

㊡ かんぴょうは半透明で軟らかくなるまでよく茹でる。

㊡ えびに串を打つときは、背をのばしてまっすぐに打つ。

㊡ よく茹でてから調味液を加えないと、軟らかく仕上がらない。

㊢ れんこんを酢水につけると、ポリフェノールオキシダーゼの活性化を抑制し、褐変を抑える。また、ポリフェノール（フラボノイド色素）は酸性で白色に変化する。酢水で茹でるとペクチンの分解が抑制され、シャキシャキとした食感になる。

㊢ しょうがに含まれるアントシアニンは酢（酸性）でピンク色に変化する。

㊡ すし飯と具は切るように混ぜ合わせる。

★ memo ★
すし飯の作り方 [P23参照]

<材料（2人分）>
- □ 米　　　　　　　　　　　　　　　200 g
- □ 昆布だし（米の重量の1.3倍 − 酒）246 g
- □ 酒　　（米の重量に対して 7%）　 14 g
- □ 合わせ酢
  - ・米　酢（米の重量に対して15%）　30 g
  - ・砂　糖（米の重量に対して 2%）　 4 g
  - ・食　塩（米の重量に対して 1%）　 2 g

① 盤台（すしおけ）は水をはり、湿らせておく。
② 釜に洗米した米と、米の重量に対して必要量の昆布だしを加え、30分〜1時間浸漬させる。
③ 酒を加え、よくかき混ぜて炊飯する。
④ ガラス又はホーローの小ボールに、酢、食塩、砂糖を混ぜ溶かし、合わせ酢を作る。
⑤ 盤台の水を捨て、かたく絞ったぬれ布巾でよく拭く。炊けた飯をなるべく広げないように盤台に移して、合わせ酢を均等に回しかける。ぬらしたさらしをかたく絞って上からかけて、2〜3分間蒸らす。
⑥ しゃもじで切るように飯をほぐし、うちわで扇ぎながら余分な水分を飛ばすとともに冷ます<完成>。

巻き寿司（細巻き）

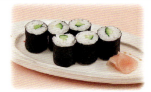

Disc 2　Chapter 004

材料	可食量 (g) 1人分	可食量 (g) 2人分	目安量（2人分）
すし飯※	80	160	
きゅうり	20	40	1/2本
食塩	0.2	0.4	
酢	1.4	2.8	小さじ1/2強
練りわさび			適量
焼きのり	1.5	3	1枚
酢取りしょうが	5	10	

※　すし飯を作るときの合わせ酢の配合
　　　米　酢：米の重量に対して13 〜 15 %
　　　砂　糖：　　〃　　　　　 2 〜 5 %
　　　食　塩：　　〃　　　　　 1 〜 2 %

★ memo ★
のりの大きさ

のりは、全型が縦21cm、横19cmである。その半分（縦10.5cm、横19cm）を「半切」、「半裁」、「1/2切り」という。

栄養価 (一人分)	エネルギー (kcal)	142	炭水化物 (g)	30.3
	たんぱく質 (g)	3.0	食物繊維 (g)	1.0
	脂　質 (g)	0.4	食塩相当量 (g)	0.8

■ 下準備
① 飯を炊く (p.23参照)
② きゅうり → 板ずり　　[Disc1 Chapter047]

■ 作り方
1. すし飯を作る (p.23参照)。
2. ②のきゅうりはさっと洗う。のりの長さに合わせて両端を切り、縦1/4本に切る。きゅうりの重量に対して1%の食塩を振り、7%の酢で酢洗いする。
3. のりは長い方を1/2に切り、中表にしてあぶる。
4. のりの表（光沢があり、ツルツルした面）を下にして、巻きすの手前に合わせて置く。
5. すし飯を手に取り、のりの上に向こう1cmを残してすし飯を広げる。
6. 5の中央にわさびを塗り、きゅうりを置いて巻き、軽く押さえてしめる。
7. 巻きすを外し、合わせ目を下にして、まな板の上に置く。ぬれ布巾で包丁を拭きながら6個に切る。
8. 皿に盛り付け、酢取りしょうがを添える。

■ 調理のポイント
- 技　酢洗いにより水っぽくならず下味が付く。
- 技　細巻きは食材、すし飯の量が少ないので1/2枚で巻く。
- 技　巻きすにタコ糸が付いている場合は天に置く。
- 技　両端が少なくならないように均等の厚みですし飯を広げる。
- 技　手前から向こう側にしっかり巻く。
- 技　包丁が乾いていると、きれいに切れない。

巻き寿司（太巻き）

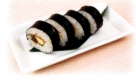

Disc 2　Chapter 005

材料		可食量 (g) 1人分	可食量 (g) 2人分	目安量（2人分）
すし飯※1		210	420	
かんぴょう煮	乾かんぴょう	2.5	5	戻して約35g
	砂糖	2.5	5	小さじ1・2/3
A※2 しょうゆ		2.5	5	小さじ1弱
	だし汁	15	30	大さじ2
しいたけ煮	乾しいたけ	2	4	2枚
	砂糖	2	4	小さじ1・1/3
B※2 しょうゆ		2	4	小さじ2/3
	戻し汁	20	40	大さじ2・2/3
厚焼き卵※3		17.5	35	2本 (1×1×19cm)
でんぶ		10	20	
みつば		3	6	6本
焼きのり		3	6	2枚

※1　すし飯を作るときの合わせ酢の配合
　　　米　酢：米の重量に対して13 〜 15 %
　　　砂　糖：　　〃　　　　　 2 〜 5 %
　　　食　塩：　　〃　　　　　 1 〜 2 %
※2　調味液は口に入る量を記載している。実際に調理をする際には、調理できる量を用意する。
※3　たまご3個を用いて厚焼き卵を作ると、その1/12が巻き寿司1本分の材料になる。

<参　考>　　　　　　　　　　　　　(g)

厚焼き卵	たまご	12.5	25	
	酒	2.5	5	小さじ1
	砂糖	1	2	小さじ2/3
	食塩	0.1	0.2	
	だし汁	4	8	小さじ1・3/5
でんぶ	たい	15	30	
	酒	1.5	3	小さじ3/5
	砂糖	1.3	2.6	小さじ1弱
	食塩	0.1	0.2	
	食紅			適量

栄養価 (一人分)	エネルギー (kcal)	449	炭水化物 (g)	86.5
	たんぱく質 (g)	12.9	食物繊維 (g)	3.2
	脂　質 (g)	3.9	食塩相当量 (g)	2.1

■ 下準備
① 飯を炊く (p.23参照)
② かんぴょう → 食塩でよくもむ → 流水で洗う → 茹でる　[Disc1 Chapter077]
③ 乾しいたけ → 水で戻す　[Disc1 Chapter076]
④ 厚焼き卵を作る
⑤ でんぶを作る (p.24参照)
⑥ みつば → 湯通し

■ 作り方
1. すし飯を作る (p.23参照)。
2. ②のかんぴょうをひたひたになる程度の調味液Aで、落とし蓋をして水分が無くなるまで弱火で煮る（かんぴょう煮）。のりの横の長さに合わせて切る。
3. ③のしいたけは柄を取って薄切りにし、調味液Bで軟らかくなるまで弱火で煮て、汁気を飛ばす（しいたけ煮）。
4. ④の厚焼き卵は、1cm×1cm×のりの横の長さに合わせて切る。
5. ⑥のみつばをのりの長さに合わせて切り、天地を合わせる。
6. 2枚ののりを中表に合わせ、極弱火であぶり、パリッとさせる。
巻きすの上にのりの表を下にして、巻きすの手前に合わせて置く。
7. 手に酢水（分量外　酢：水＝1：1）をつける。すし飯を手に取り、のりの上に広げる。
8. ⑤のでんぶ、しいたけ煮、みつば、かんぴょう煮、厚焼き卵をのせ、すし飯の端に合わせて巻く。
9. 巻きすを外して、合わせ目を下にしてまな板の上に置く。ぬれ布巾で包丁を拭きながら切る。
半分に切り、見当をつけながら4等分に切る。もう一度繰り返し、8等分にする。
10. 皿に盛り付ける。

■ 調理のポイント
- 技　塩もみすることで、加熱時に吸水が促進される。熱湯より水あるいは、ぬるま湯の方が吸水が早く、栄養成分の溶出も少ない。
- 技　かんぴょうは半透明で軟らかくなるまでよく茹でる。
- 技　乾しいたけの戻し汁を煮汁として用いてもよい。
- 技　あぶることで香りが良くなる。
- 技　手前を1cm、向こうを2、3cmあけて両端が少なくならないように均等の厚みに広げる。中央にくぼみをつけると具材を巻きやすい。
- 技　でんぶはまとめにくいため、最初にのせて、他の食材で押さえる。すし飯の手前の端と向こう側の端を合わせるように巻く。
- 技　包丁が乾いていると、きれいに切れない。

★ memo ★
具材の関西風味付け

<かんぴょう煮> 乾かんぴょう（戻し）35gに対して
- だし　　50cc　　・うすくちしょうゆ
- 砂糖　　2.5g　　　　　　　　　　2.5g

<厚焼き卵>　卵50gに対して
- 砂糖　　4g　　　・食塩　　0.4g
- みりん　4g　　　・だし　　10cc

赤飯

Disc 2　Chapter 006

材料	可食量 (g) 1人分	可食量 (g) 4人分	目安量 (4人分)
もち米	80	320	
ささげ 又は あずき※	8	32	
茹で汁 ＋ 水	80	320	
ごま塩			適宜

※ 関東ではささげ、関西ではあずきを用いることが多い。

★ memo ★
"打ち水"の方法と硬さ調整
蒸し始めて米の一部に透明感が出てきたら、しゃもじで上下を返す。熱で米の表面が乾きだしたときに水分補給のために"打ち水"をする。"打ち水"は、豆の茹で汁を用い、蒸す途中に10分間隔で3回程度行う。硬さは蒸し時間と回数で調節する。

炊きおこわ
蒸し器が無い場合、"炊きおこわ"として作ることができる。"炊きおこわ"の場合、水はうるち米重量の1.5倍ともち米重量の0.8～0.9倍を合わせて加える。また、もち米とうるち米の比率は1：1から1：3がよい。

- もち米はうるち米に比べて吸水しやすいので加水量はうるち米より少なくする。
- 浸漬した液を沸騰させてから米とささげ又はあずきを加える「湯炊き」にすることもある。

栄養価 (一人分)			
エネルギー (kcal)	312	炭水化物 (g)	66.1
たんぱく質 (g)	6.8	食物繊維 (g)	1.9
脂質 (g)	0.9	食塩相当量 (g)	0.0

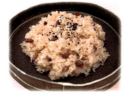

■ 下準備

① もち米 → 洗米 → ザルにあげる　　[Disc1 Chapter044]

■ 作り方

1. ささげは2～3倍の水とともに鍋に入れ中火で加熱する。沸騰して、茹で汁が薄いワイン色になったら、ストレーナー（こし器）にあげて茹で汁を捨てる（しぶきり）。

2. 鍋にささげの4～5倍の水を入れ、ささげを加えて中火で加熱する。煮立ってきたら1/2カップの差し水をして、あくを取り除きながら硬めに（20～25分）茹でる。そのまま茹で汁につけた状態で冷ます。ボールにザルを重ね、豆と茹で汁に分け、茹で汁もとっておく。

3. ①のもち米に 2 の茹で汁を入れて、冷蔵庫で3時間以上浸漬しておく。

4. ボールにザルを重ね、もち米と茹で汁に分け、茹で汁は打ち水用にとっておく。ささげともち米を合わせる。

5. 蒸し器にかたく絞ったぬれ布巾（蒸し布・さらし）を敷き、ささげともち米を入れ、すり鉢状に中央をくぼませて強火で蒸す。約20分蒸したら、4 の茹で汁で2～3回打ち水をして、硬さを調整しながら蒸し上げる（合計で30～40分）。おひつにとり、ほぐす。

6. 器に盛り付け、ごま塩を振る。

■ 調理のポイント

- 技　鍋の水がすぐに沸騰する程度の火加減にする
- 技　最初の茹で汁を捨てるのは、ささげやあずきに含まれるサポニンなどのあく成分を取り除くためである。
- 技　茹でる最中に皮が破れる「胴割れ」が起きないよう、火加減に注意する。
- 技　膨潤後にもち米が水面から出ない程度の水量として、もち米の1.5倍量程度の茹で汁に浸漬する。
- 科　もち米はデンプンがアミロペクチンのみで構成されており、糊化しやすく粘りが強いうえ、老化しにくい特徴がある。
- 技　おひつにとり、ほぐして余分な水分を飛ばすことで均一な仕上がりになる。

鯵(あじ)の姿焼き

Disc 2　Chapter 007

材料	可食量 (g) 1人分	可食量 (g) 2人分	目安量 (2人分)
あじ	55	110	120 g × 2 尾
食塩（振り塩）※	1.2	2.4	小さじ 2/5
並塩（化粧塩）			適量
はじかみしょうが			2 本

※ 振り塩は、魚の重量に対して約2%を用いる。

★ memo ★
「はじかみしょうが」とは
葉付きの新しょうがの茎を10cm程度残して葉を落とし、根を包丁で整えて、さっと塩茹でする。これを甘酢につけてしょうがに含まれるアントシアニンをピンク色に発色させたものを「はじかみしょうが」という。また、根を筆の形に整えたものを「筆しょうが」、杵の形に整えたものを「杵しょうが」という。

串の打ち方
一尾で焼く場合は、2本の串（本串と添え串）を平行ではなく尾の方向に向かって広がるように末広に打つ。安定し、焼いているときに裏返すことが容易になる（p.37「串の打ち方」参照）。

栄養価 (一人分)			
エネルギー (kcal)	67	炭水化物 (g)	0.1
たんぱく質 (g)	11.4	食物繊維 (g)	0.0
脂質 (g)	1.9	食塩相当量 (g)	1.4

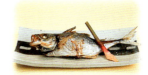

■ 下準備

① あじ → 下処理　　[Disc1 Chapter062]

■ 作り方

1. ①のあじの両面に食塩を振る。盆ザルに表身を上にして約15分おく。

2. 水気を拭き取り、うねり串を打つ。

3. ひれ（背、胸、尾）に並塩で化粧塩をする。

4. コンロに焼き網、鉄弓(てっきゅう)を置く。加熱し、あじの表身を下にして強火で四分通り焼き、焼き色を付ける。裏も火が通るまで焼く。

5. 熱いうちに金串を回しておき、粗熱が取れたら金串を抜く。

6. 焼き物皿に盛り付け、はじかみしょうがを前盛りにする。

■ 調理のポイント

- 科　魚に約2%の食塩を振ると脱水効果で臭みをもった魚肉の水分が浸出する。同時に水溶性タンパク質のアクチンとミオシンが、粘性のあるアクトミオシンを形成して表面の身がしまり、加熱してもくずれにくい。
- 技　表身に串を出さないようにして、しっかり安定するように打つ。
- 技　「うねり串」を打つことで、盛り付けたときに頭と尾がピンとあがり、勢いのある美しい姿となる。
- 技　串と串の間に「添え串」を通す。焼いているときに魚が安定し、裏返しが容易になる。
- 技　「化粧塩」は、食塩でひれの形を整えると同時に、焼き焦げて紛失するのを防ぐ。並塩（粗塩）の方がひれに付きやすい。
- 技　魚をおいしく焼く加熱の条件は、「遠火の強火」である。鉄弓を置くと、直火よりも遠火を利用することができる。
- 技　冷めると金串に魚肉が付いて取れなくなるが、熱いうちに串を外すと魚の姿がくずれてしまう。熱いうちに串だけを回しておき、粗熱が取れて魚の形が安定したところで串を抜く。

鰤の照り焼き

Disc 2　Chapter 008

材料	可食量(g) 1人分	可食量(g) 2人分	目安量(2人分)
ぶり	100	200	100g×2切れ
食塩	0.5	1	小さじ1/6
調味液 しょうゆ	8	16	大さじ1弱
調味液 みりん	8	16	大さじ1弱
調味液 酒	8	16	大さじ1強
だいこん	40	80	

★ memo ★ グリルでの照り焼きの作り方

① ぶりの切り身に食塩を振って約20分おいて、水気を拭き取る。
② 調味液に約20分つける。
③ グリルで約8分焼く。
④ 焼き色が薄ければ調味液を塗って、1分程度焼いて照りを出す。

＜ポイント＞
　グリルでは熱源および温められたグリル庫内からの放射熱によって食品が加熱される。ただし、食品表面から内部への熱移動は伝導電熱である。食品表面に水分があると、焦げめが付かないため、食品内部の水分を保ちながら、食品表面は水分が無い状態にして、焦げめを付けることが必要。また、調味は加熱中には行えず、加熱前後に行う。熱源が上部のみでなく、側面にもあるグリルが多く、加熱途中で裏返す必要が無くなってきている。

栄養価(一人分)			
エネルギー(kcal)	297	炭水化物(g)	6.5
たんぱく質(g)	22.2	食物繊維(g)	0.5
脂　質(g)	17.6	食塩相当量(g)	1.8

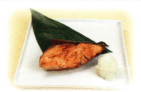

■ 下準備

① だいこん → すりおろす → 水気をきる

■ 作り方

1. ぶりに食塩を振って約20分おいて、水気を拭き取る。
2. しょうゆ、みりん、酒を合わせる(調味液)。
3. フッ素樹脂加工のフライパンで、表身を下にして焼く。焼きめが付いたら裏返し、火が通るまで焼く。
4. 油が出たら拭き、合わせた調味液をぶりにからめ、照りを出す。
5. 焼き物皿に盛り付け、形を整えた①のだいこんおろしを添える。

■ 調理のポイント

科　ぶりは血合い肉が多く、脂質酸化による不快なにおい成分ヘキサナールが生成しやすい魚で、食塩を振ることで表面から脱水し、その成分が流される。

技　身を引きしめ、加熱による身くずれを防ぐ。

技　短時間で加熱することで、魚から過度の水分溶出を抑え、多汁性のある仕上がりとなる。

科　調味液をからめる過程でアミノカルボニル反応・カラメル化が起こり、照りが出る。

★ memo ★ 鍋照り焼きとグリルの照り焼き

鍋照り焼きは熱が鍋から伝導によって、グリルでの照り焼きは熱が放射によって伝わる。ただし、いずれも食品表面から内部への熱は伝導で伝わる。

鰈の煮付け

Disc 2　Chapter 009

材料	可食量(g) 1人分	可食量(g) 2人分	目安量(2人分)
かれい	80	160	160g×2尾
しょうが	2	4	
しょうゆ※1	8	16	大さじ1強
酒※1	7	14	大さじ1弱
砂糖※2	1.5	3	小さじ1
水(昆布だし汁)※3	15～30	30～60	

※1　魚の重量に対し約10％
※2　魚の重量に対し約2％
※3　魚の重量に対し約20～40％
注）一尾を煮付ける場合は、魚の重量とほぼ同量の調味液が必要である。
注）切り身を煮付ける場合は、切り身の重量に対して約50％の調味液が必要である。

★ memo ★ 落とし蓋

調味液が少ない状態で煮るときに用いられる。鍋の直径より小さい蓋を用いることによって汁が多いうちは浮き上がり、少なくなると材料まで蓋が落ちることから「落とし蓋」と名付けられている。使用目的は、火のまわりを良くすることや、煮汁を食材の上まで行き渡らせることである。種類は、木蓋、紙蓋、ステンレス製落とし蓋などあるが、木蓋を用いる場合は、必ず水につけて木に水分を含ませてから用いる。乾燥したまま用いると煮汁を吸って香りが移ってしまうので注意する。

栄養価(一人分)			
エネルギー(kcal)	100	炭水化物(g)	3.0
たんぱく質(g)	16.3	食物繊維(g)	0.0
脂　質(g)	1.4	食塩相当量(g)	1.5

調理例　日本料理　主菜

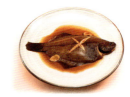

■ 下準備

① しょうが → 皮をむく → 薄切り
[Disc1 Chapter008]

■ 作り方

1. かれいは、うろこを取り、えら、内臓を取り除き、水で洗って、水気をよく拭き取る。表身の皮に十字の切れめを入れる。
2. かれいを裏身、表身の順で約80℃のお湯を回しかける。
3. 冷水にとり、残ったうろこなどを取り除き、水気をよく拭き取る。
4. 鍋に水、しょうゆ、酒、砂糖と①のしょうがを入れて加熱し、沸騰させる(煮汁)。かれいは表身を上にして並べ入れ、煮汁をかけてから落とし蓋をする。
5. 煮汁が再沸騰したら火を弱めて鍋蓋をし、約10分煮る。鍋蓋と落とし蓋を取り、鍋を傾け、煮汁をかれいの表身に時々回しかける。煮汁がわずかに残る程度まで煮詰める。
6. かれいとしょうがを器に盛り付ける。

■ 調理のポイント

技　皮の収縮による変形や煮くずれを防ぎ、見た目がきれいに仕上がる。また、味のしみ込みも良くなる。

技　お湯を回しかけるのは、においやぬめりを取るためである。

技　魚の大きさに合わせた浅めの鍋を選ぶ。

技　調味液を沸騰させてから、表身を上にして重ならないようにかれいを入れる。

科　調味液を沸騰させてから魚を入れるのは、表面のタンパク質を素早く凝固させ、うま味を逃さないようにするためである。

技　煮汁が少ない場合には落とし蓋をする。落とし蓋が木製の場合は、必ず水でぬらしてから用いる。

技　通常、魚は頭を左にして盛り付けるが、かれいは頭を右にして盛り付ける。

鯖の南蛮漬け

Disc 2　Chapter 010

材料	可食量(g) 1人分	可食量(g) 2人分	目安量(2人分)
さば	80	160	80 g×2 切れ
食塩	0.5	1	小さじ 1/6
薄力粉	6	12	適量
油	5	10	適量
南蛮酢　酢	13	26	大さじ 1・3/4
南蛮酢　しょうゆ	13	26	大さじ 1・1/2
南蛮酢　砂糖	1.5	3	小さじ 1
たまねぎ	15	30	
とうがらし (乾)			少々

栄養価(一人分)		
エネルギー (kcal)	254	
たんぱく質 (g)	18.2	
脂質 (g)	14.8	
炭水化物 (g)	9.2	
食物繊維 (g)	0.4	
食塩相当量 (g)	2.7	

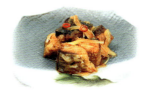

■ 下準備

① たまねぎ → 薄切り → 水にさらす → 水気をきる　[Disc1 Chapter008]

② とうがらし → 輪切り　[Disc1 Chapter023]

■ 作り方

1. さばの切り身をひと口大(1人6切れ)になるように切り、食塩を振って約10分おく。
2. 酢、しょうゆ、砂糖を合わせる(南蛮酢)。①のたまねぎ、②のとうがらしを和える。
3. さばの水気を拭き取って、小麦粉をまぶす。
4. 160〜180℃の油で5〜7分揚げる。
5. 揚げたてのさばに南蛮酢をかけて、和える。
6. 器に盛り付ける

■ 調理のポイント

- 科 たまねぎを水にさらすことで、過度の香り成分(ジプロピルジスルフィド、メチルプロピルスルフィド)が除去されるため、辛味が減る。また、繊維に沿って縦に切ることで、テクスチャーが維持される。
- 技 さばに食塩を振っているため、南蛮酢の食塩は控えめにする。
- 技 薄力粉は揚げる直前にまぶす。
- 科 薄力粉は魚表面の水分により膜状となり、魚からの水分蒸発を防ぐ。
- 技 温度低下を起こさないために、材料の投入は油容量の1/2に抑える。
- 科 投入初期は魚から溶出する水分が蒸発するために、油の温度低下が起こる。低温加熱は水分蒸発が進まず、べたっとした仕上がりになるため、揚げ終わりは180℃とする。

天ぷら

Disc 2　Chapter 011

材料	可食量(g) 1人分	可食量(g) 2人分	目安量(2人分)
えび (無頭)	20	40	25g×2 尾
なす	15	30	斜め輪切り 2 枚
しいたけ	10	20	2 枚
さやいんげん	7.5	15	3 本
かき揚げ　小柱(貝柱)	15	30	
かき揚げ　白ねぎ	10	20	
衣　薄力粉	7.5	15	大さじ 1・1/3 強
衣　水(冷水)	12	24	大さじ 1・3/5
衣　たまご	4	8	
天つゆ　しょうゆ	12	24	大さじ 1・1/3
天つゆ　みりん	12	24	大さじ 1・1/3
天つゆ　だし汁	40	80	2/5 カップ
だいこん	30	60	
しょうが	2	4	
油	17	34	適量

※ たまご1個を用いて衣を用意する場合は、薄力粉100g、水150mlの割合がよい。

★ memo ★
揚げ油の適温

根菜類：165〜170℃
野　菜：170〜180℃
魚介類：180℃

皆敷(かいしき)

皆敷は主に料理の下に敷く植物の葉や紙のことである。漢字では"搔敷"または"改敷"とも書く。

紙皆敷 → 天紙や奉書紙など　青皆敷 → 植物の葉など

この他、季節の花や枝なども皆敷に含まれる。天ぷらでは、油を吸収しやすいように天紙を用いる(p.37「皆敷の折り方」参照)。

栄養価(一人分)		
エネルギー (kcal)	275	
たんぱく質 (g)	9.6	
脂質 (g)	17.8	
炭水化物 (g)	16.1	
食物繊維 (g)	1.7	
食塩相当量 (g)	2.0	

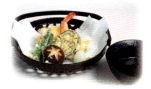

■ 下準備

① 薄力粉 → ふるう

■ 作り方

1. えびは背わたを取り、尾に近いところから第一節を残して殻をむく。尾の先を斜めに切り、水をしごき出す。腹側に2、3ヵ所浅く包丁目を入れ腰をのばす。
2. さやいんげんは筋を取って1/2に切る。しいたけは柄を取り、飾り切りにする。なすは7〜8mmの斜め輪切りにする。白ねぎは小口切りにする。だいこん、しょうがは皮をむいてすりおろし、水気をきる。
3. しょうゆ、みりん、だし汁を合わせ、ひと煮立ちさせる(天つゆ)。
4. たまごをよく溶きほぐし、冷水と混ぜる。①の薄力粉を一度に加え、少しだまが残る程度に軽く混ぜる(衣)。
5. 揚げ油は170〜180℃に加熱する。
6. さやいんげんは衣を付け、3本程度の束にして、揚げる。しいたけは笠の白い部分に、なすは両面に衣を付けて、170℃で揚げる。
7. えびは尾を残して、全体に衣を付けて揚げる。
8. 小さなボールに小柱と白ねぎを入れ、薄力粉をまぶし、衣を大さじ2杯加える。1人分を木しゃもじの上にのせて形を整え、沿わせるようにして油の中に入れて揚げる。
9. 器に皆敷を敷き、天ぷらを色良く盛り合わせる。水気をきった、おろしだいこん、おろししょうがが、天つゆを添える。

■ 調理のポイント

- 技 尾の先を少し切り、水をしごいておくと、揚げるときの油はねを防ぐことができる。
- 技 腹側に2、3ヵ所浅く包丁目を入れて腰をのばすと揚げたときに丸くならない。
- 技 食材は、水分をよく拭き取ってから揚げる。
- 技 揚げる直前に衣を作る。
- 科 衣はグルテンの粘稠性が強いと水と油の交代が進みにくく、軽く揚がらない。
- 科 衣にはグルテン含量の低い薄力粉をふるって用いる。
- 科 水温が高いと粘稠性が出やすいため冷水で溶くとよい。
- 科 食材を揚げると食品の水分は減少し、かわりに油を吸収することで油の香味が加わる。加熱時間が短くてすむので、栄養素、特にビタミンCの損失が少ない。
- 技 揚げ物は低温過ぎると衣が糊化する時間が長くなり、衣がはがれやすくなる。高温過ぎると、中心部に熱が通らず表面のみが焦げる。
- 技 揚げ油に一度に多くの食材を入れない。油の表面積の半分程度にする。
- 技 揚げ油の温度は食材によって異なる。
- 技 えびは、尾以外の部分に衣を付けて180℃で揚げる。火力はこまめに調節し、揚がったらすぐ揚げ台にとる。

だし巻き卵

Disc 2　Chapter 012

材料	可食量 (g) 1人分	可食量 (g) 4人分	目安量 (4人分)
たまご	60	240	L 4個
だし汁	18	72	大さじ5弱
砂糖	3	12	大さじ1・1/3
食塩	0.5	2	小さじ1/3
油			適量
染おろし だいこん	37.5	150	
染おろし しょうゆ	1.5	6	小さじ1

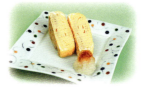

■作り方

1. たまごを割り、溶きほぐす。だし汁、砂糖、食塩を加え、混ぜ合わせる（卵液）。
2. だいこんはすりおろし、裏ごし器にのせて、水分を軽くきる。
3. たまご焼き器に油をなじませ、熱する。卵液を流し込み、半熟状になったら手前に巻いていく。あいた面に薄く油を塗り直し、巻いたたまごを奥にずらし、手前にも薄く油を塗り直す。卵液を流し入れ、同様に繰り返す。
4. だし巻きたまごを巻きすの上に取り出し、熱いうちに形を整える。
5. だし巻きたまごを切り分け、器に盛る。
6. だいこんおろしを添え、しょうゆをかける（染めおろし）。

■ 調理のポイント

- 技 たまごは1個ずつ小鉢や小ボールに割り入れ、品質に問題が無いことを確かめてから、調理用のボールに移す。
- 技 たまごは泡立てないよう、箸で切るようにほぐし混ぜる。
- 技 だいこんは目立ての粗いおろし金でおろすと水分や辛味が出過ぎない。
- 技 だいこんおろしは絞ると脱水し過ぎてしまうため、毛の裏ごし器、ストレーナー（こし器）やザルにのせて水をきる。
- 技 たまご焼き器は使用前に油をひき、十分に熱してなじませておく（油ならし）。余分な油を拭き取り、卵液を注ぎ入れる。十分に温まらない状態で卵液を注ぐと、焦げ付きやすくなる。たまごを巻く際、完全に火が通ってからではまとまりにくい。
- 技 熱いうちであれば、いびつな形を整えることができる。
- 技 和食の場合、焼き物などに添えるだいこんおろしや、はじかみしょうがなどは手前に盛り付ける。

★ memo ★
しめ卵

"湯取り卵"、"玉締め"ともいわれる。約1％の食塩水を沸騰させ、よく溶きほぐしたたまごを入れ、たまごが浮いてきたら、巻きすに布巾を広げた上にとり、巻きしめる。巻いた状態のまま冷やし固めたら、適当な厚さに切って椀だねや冷たい鉢ものの彩りに用いる。巻きしめる際に、花形やひょうたん形に成型することもできる。

栄養価 (一人分)	エネルギー (kcal)	110	炭水化物 (g)	4.8
	たんぱく質 (g)	7.7	食物繊維 (g)	0.5
	脂質 (g)	6.2	食塩相当量 (g)	1.0

いりどり

Disc 2　Chapter 013

材料	可食量 (g) 1人分	可食量 (g) 2人分	目安量 (2人分)
鶏もも肉	40	80	
ごぼう	15	30	
れんこん	15	30	
ゆでたけのこ	15	30	
こんにゃく	15	30	
にんじん	12.5	25	
さやえんどう（絹さや）	5	10	4枚
乾しいたけ	2	4	2枚
油	2	4	小さじ1
だし汁＋乾しいたけの戻し汁	20	40	大さじ2・2/3
しょうゆ	5	10	大さじ1/2
砂糖	4	8	小さじ2・2/3
食塩	1	2	小さじ1/3
粉さんしょう			適宜

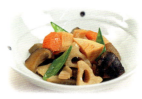

■下準備
① 乾しいたけ → 水で戻す　［Disc1 Chapter076］
② だし汁、しいたけの戻し汁 → 合わせる

■作り方

1. さやえんどうは筋を取り、沸騰させて1％の食塩（分量外）を加えたお湯でさっと茹で、斜め半分に切る。
にんじんは皮をむき2cm程度の乱切りにする。
ごぼうは皮をこそげて洗い、2cm程度の乱切りにし、水にさらす。
れんこんは皮をむいて2cm程度の乱切りにし、3％の酢水（分量外）にさらす。
ゆでたけのこは2cm程度の乱切りにし、下茹でする。
① しいたけは柄を取り、二～四つ切にする。こんにゃくはひと口大にちぎり、下茹でする。鶏肉もひと口大に切る。
2. 鍋に油を入れ加熱し、鶏肉を強火で薄く色付くまで炒める。
3. 2にごぼう、にんじん、れんこん、こんにゃく、たけのこ、しいたけを入れて中火で炒める。
② のだし汁、砂糖、食塩、しょうゆを加えて煮る。沸騰したらあくを取り除いて、落とし蓋をする。
煮汁がほとんど無くなったら落とし蓋を取り、さやえんどうを入れて火を止める。
4. 器に盛り付け、好みで粉さんしょうを振る。

■ 調理のポイント

- 技 ごぼうやれんこんは、褐変しやすい野菜である。褐変を防ぐために水や酢水にさらす。さらし過ぎると香りが飛んでしまうので注意する。
- 科 れんこんを酢水につけると、ポリフェノールオキシダーゼの活性化を抑制し、褐変を抑える。また、ポリフェノール（フラボノイド色素）は酸性で白色に変化する。
- 技 こんにゃくは包丁で切らずにスプーンや手でちぎると表面積が大きくなり、調味料がしみ込みやすい。
- 科 こんにゃくは水から茹でると、アルカリ性のあく成分が抜ける。
- 技 ごま油を用いると香りが良くなる。
- 技 硬いものから加熱していく。

★ memo ★
いりどりと筑前煮

いりどりは、筑前煮ともいう。日常食としても、客用の煮物としても、簡単でおいしい料理である。

栄養価 (一人分)	エネルギー (kcal)	152	炭水化物 (g)	12.9
	たんぱく質 (g)	8.5	食物繊維 (g)	3.1
	脂質 (g)	7.8	食塩相当量 (g)	1.8

南瓜の含め煮（そぼろあん）

Disc 2　Chapter 014

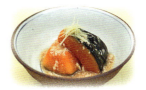

材料	可食量(g) 1人分	可食量(g) 2人分	目安量(2人分)
かぼちゃ	75	150	
かぼちゃ煮 砂糖	3	6	小さじ2
みりん	2.3	4.5	小さじ3/4
うすくちしょうゆ	1.5	3	小さじ1/2
食塩	0.6	1.2	小さじ1/5
だし汁	65	130	
鶏ひき肉	10	20	
そぼろあん しょうゆ	2	4	小さじ2/3
酒	1.5	3	小さじ3/5
砂糖	0.5	1	小さじ1/3
しょうが汁	0.8	1.6	小さじ1/3弱
A かたくり粉	0.8	1.6	小さじ1/3弱
A 水	2.5	5	小さじ1
しょうが	1	2	

★ memo ★
調味の「さ・し・す・せ・そ」

調味料は、分子が小さいほど、そして球状であるほど浸透速度が速い（食塩は砂糖の4倍で浸透する）。しょうゆはアミノ酸や有機酸の働きにより、食塩よりも食品を硬くすることが知られている。さらに、加熱による風味、テクスチャーの変化、揮発性などを考慮し、和食における調味料の添加順序は、「砂糖（**さ**とう）、塩（**し**お）、酢（**す**）、醤油（**せ**ゆう）、味噌（**み**そ）」の順で加えるのが効果的とされている。酒を加える場合は砂糖よりも早く、みりんは、甘味を付けたい場合は最初に、つや・照りを出したい場合は最後に加える。また、酢は早く入れ過ぎると酸味が飛んでしまうため、調理進行を見計らって加える。「さ・し・す・せ・そ」を覚えておくと便利だが、料理の味を決める調味料は加える順番だけでなく、「料理の性格」や、「素材と調味料の相性」などをよく理解したうえで利用したい。

栄養価（一人分）			
エネルギー (kcal)	113	炭水化物 (g)	21.1
たんぱく質 (g)	4.1	食物繊維 (g)	2.7
脂質 (g)	1.1	食塩相当量 (g)	1.2

■作り方

1. 種を取り除いたかぼちゃを4cm幅に切り、面取りをする。
2. かぼちゃは、皮を下にして、重ならないように鍋に入れ、だし汁を加える。かぼちゃがひたひたになるようにだし汁（分量外）で調整する。
3. 鍋を火にかけ、落とし蓋をする。煮立ったら火を弱め、3〜4分煮る。
4. 落とし蓋を取り、かぼちゃ煮用の砂糖、みりんを加える。再び落とし蓋をして、弱火で7〜8分煮る。あくが出れば取り除く。
5. かぼちゃ煮用の食塩、うすくちしょうゆを加える。落とし蓋をして、弱火でかぼちゃが軟らかくなるまで煮る（かぼちゃ煮）。
6. 別の鍋にそぼろあん用の鶏ひき肉、しょうが汁、酒、砂糖、しょうゆ、かぼちゃの煮汁を合わせ入れる。数本の菜箸でかき混ぜながら加熱し、鶏ひき肉に火を通し、パラパラにする。
7. かぼちゃの煮汁が足りない場合は、だし汁（分量外）を加え、そぼろあんが60ml程度になるようにする。
   煮汁を沸騰させ、Aの水溶きかたくり粉でとろみを付ける（そぼろあん）。
8. 器にかぼちゃを盛り付け、そぼろあんをかけ、しょうがを針しょうがにして天盛りにする。

■調理のポイント

- 技「面取り」は、煮物の素材の見た目を美しくするだけでなく、煮くずれを防ぐために大事な作業である。
- 技 熱が入りにくく、味のしみ込みにくい皮を下にする。重なると調味にむらができやすい。
- 技 だし汁の量は、かぼちゃの品種・成熟度、量によって増減する必要がある。
- 技「落とし蓋」をすることで、素材の動きが抑えられて煮くずれを防ぐ。また、煮汁が少なくても均一な調味ができる。
- 技 かぼちゃのように硬い素材は「さ・し・す・せ・そ」（甘味調味料 → 塩味調味料）の順に段階的に調味する。
- 科 煮物は火を止めて、温度が下がっていくときに、味が拡散して素材にしみ込む。
- 技 煮汁が熱くなってからかき混ぜると、あんが濁らない。
- 技 鶏ひき肉の表面が加熱されて白っぽくなってきたら、撹拌を強く速くする。
- 技 煮汁が少ないと、水溶きかたくり粉がだまになってしまうので、タイミングに気をつける。
- 技 かぼちゃの盛り付けは、黄色い果肉部分を見せるものに、緑色の皮の部分を見せるものを立てかけるように中高に盛る。

★ memo ★
串の打ち方

一尾で焼く場合は、2本の串（本串と添え串）を平行ではなく尾の方向に向かって広がるように末広に打つ。安定し、焼いているときに裏返すことが容易になる。

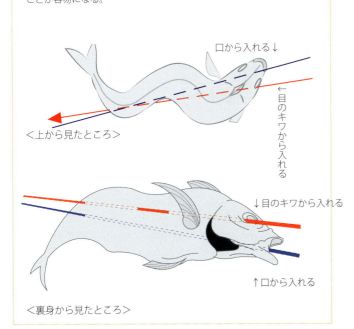

<上から見たところ>

↓口から入れる↓
←目のキワから入れる

↓目のキワから入れる
↑口から入れる

<裏身から見たところ>

★ memo ★
皆敷の折り方

皆敷の折り方には慶事用と弔事用がある。

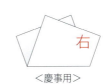

<慶事用>

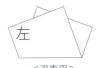

<弔事用>

調理例　日本料理　副菜

炊き合わせ

Disc 2　Chapter 015

材料	可食量(g) 1人分	可食量(g) 2人分	目安量(2人分)
凍り豆腐	10	20	1個(戻し後120g)
凍り豆腐煮 だし汁	60	120	3/5 カップ
凍り豆腐煮 みりん	7.5	15	小さじ2・1/2
凍り豆腐煮 砂糖	3.5	7	小さじ2・1/3
凍り豆腐煮 食塩	1	2	小さじ1/3
凍り豆腐煮 うすくちしょうゆ	0.8	1.6	小さじ1/4
にんじん	30	60	
にんじん煮 だし汁	30	60	大さじ4
にんじん煮 砂糖	1	2	小さじ2/3
にんじん煮 うすくちしょうゆ	0.5	1	小さじ1/6
にんじん煮 食塩	0.2	0.4	
さやえんどう(絹さや)	10	20	6枚
さやえんどう煮 だし汁	30	60	大さじ4
さやえんどう煮 砂糖	0.5	1	小さじ1/3
さやえんどう煮 食塩	0.2	0.4	

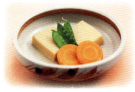

★ memo ★
「青煮」とは
青野菜に含まれるクロロフィルの退色を防ぎながら、緑色を活かして煮上げることを青煮という。
少量の場合は煮汁の温度がすぐに下がるので、沸騰後そのまま置いても大丈夫だが、量が多い場合は煮汁から一度取り出し、煮汁が冷めてから再び食材を浸す。

栄養価(一人分)			
エネルギー (kcal)	109	炭水化物 (g)	12.3
たんぱく質 (g)	6.1	食物繊維 (g)	1.2
脂質 (g)	3.5	食塩相当量 (g)	1.9

■ 下準備
① 凍り豆腐 → 水で戻す　[Disc1 Chapter078]

■ 作り方
1. ①の凍り豆腐は四つ切りにする。鍋に凍り豆腐煮用のだし汁、砂糖、みりん、食塩、うすくちしょうゆを加え沸騰させる。凍り豆腐は重ならないように鍋に入れる。
2. 落とし蓋をして弱火で約20分加熱する。火を止め、そのまま約10分おいて、味を含ませる(凍り豆腐煮)。
3. にんじんの皮をむき7㎜厚の輪切りにする。面取りをして、鏡にんじんにする。
4. にんじん煮用の鍋にだし汁と鏡にんじんを入れ約5分煮て、砂糖を加え煮る。竹串をさし、軟らかくなったことを確認して食塩を加え、約2分加熱する。うすくちしょうゆを加え、火を止める(にんじん煮)。
5. さやえんどうの筋を取り、沸騰させて1%の食塩(分量外)を加えたお湯でさっと茹で、ザルにあげる。
6. さやえんどう煮用の鍋にだし汁、砂糖、食塩を煮立たせて、さやえんどうを入れる。再沸騰したら、さやえんどうを取り出し、煮汁を冷ます。その後、冷めた煮汁にさやえんどうを戻す(さやえんどう煮)。
7. 器に凍り豆腐、さやえんどう、にんじんを盛り付ける。
8. 全てのだし汁を合わせたものを入れる。

■ 調理のポイント

- 科 凍り豆腐は、アルカリ膨軟処理をしているため、調味料が入っていない煮汁ではアルカリ性となり、煮溶ける。
- 技 落とし蓋をすると、食材に調味料が均一に行き渡る。
- 科 にんじんの色素カロテンは、熱に安定なため加熱により退色しない。
- 科 加熱した野菜の細胞膜は半透膜の性質を失っているため、調味料が濃度勾配に従って浸透する。
- 科 鮮やかな緑色となるのは、組織中の空気が押し出され、透明度が増すため。
- 科 さやえんどうの緑色色素クロロフィルは長時間の加熱で緑褐色のフェオフィチンとなるため、沸騰したお湯で短時間で茹でる。
- 技 大きいもの、背の高いものは後ろに盛り付ける。

★ memo ★
凍り豆腐の調理
凍り豆腐は、タンパク質グリシニン、コングリシニンが会合し、網目構造となり不溶化している。加熱によって不溶化したタンパク質を適度に溶解し、網目構造を緩め、煮汁を含ませる。

茶碗蒸し

Disc 2　Chapter 016

材料	可食量(g) 1人分	可食量(g) 2人分	目安量(2人分)
A たまご	35	70	
A だし汁	105	210	
A 食塩	1	2	小さじ1/3
A しょうゆ	1	2	小さじ1/3
B 鶏ささ身	10	20	1/3本
B しょうゆ	1	2	小さじ1/3
B 酒	1	2	小さじ2/5
C 芝えび(無頭)	7.5	15	10g×2尾
C 酒	2	4	小さじ1弱
C 食塩	0.1	0.2	
蒸しかまぼこ	10	20	
しいたけ	6	12	2枚
ぎんなん(殻付き)	4	8	4粒
みつば	0.8	1.6	2本
ゆず(果皮)			鏡ゆず2枚

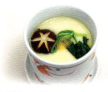

栄養価(一人分)			
エネルギー (kcal)	95	炭水化物 (g)	3.2
たんぱく質 (g)	10.3	食物繊維 (g)	0.3
脂質 (g)	4.0	食塩相当量 (g)	1.9

■ 下準備
① 芝えび → 背わたを取り、殻をむく　[Disc1 Chapter067]
② みつば → 湯通し
③ ゆず → 鏡ゆず　[Disc1 Chapter024]

■ 作り方
1. 鶏ささ身は、筋を取りそぎ切りにして、Bのしょうゆ、酒を振る。
2. かまぼこはいちょう切りにする。
3. ①の芝えびはCの食塩、酒を振る。
4. しいたけは柄を取り、飾り切りにする。
5. ぎんなんは、ぎんなん割りで殻を割り、鬼皮をむく。
6. 鍋にぎんなんが浸る程度の少量のお湯を沸かし、ぎんなんを入れる。穴あき玉じゃくしの背でこすりながら薄皮をむく。
7. ②のみつばを結びみつばにする。
8. ボールにAのたまごを溶き、だし汁、食塩、しょうゆを入れ、よく混ぜ、ストレーナー(こし器)でこす(卵液)。
9. 蒸し茶碗に具材を入れ、卵液を均等に注ぐ。スプーンで表面の泡をすくい取る。
10. 蒸し茶碗は蓋をせずに、蒸気のあがった蒸し器に入れ、弱火(80〜85℃)で蒸す。
11. 竹串で蒸し上がりを確認し、結びみつば、吸い口に③の鏡ゆずをのせ、器に蓋をして、火を止める。
12. 蒸し器から取り出す。

■ 調理のポイント

- 技 鶏肉はそぎ切りにすることで薄くなり、火が通りやすくなる。
- 技 食べやすい大きさに切る。
- 技 飾り切りをすることで、火が通りやすく、味のしみ込みが良くなる。
- 技 茹でると薄皮がむきやすくなる。
- 技 こしてカラザなどを取り除き、卵液を均質にする。
- 技 泡が残っているとそのあとが残ったまま凝固するので表面をきれいにする。
- 科 強火で加熱すると水分が水蒸気となって"す"がたつ原因となる。80〜85℃で加熱することで脱気され"す"がたちにくくなる。
- 技 内部まで凝固していれば、竹串をさして引き抜いた穴から透明の液体が出る。濁った液体の場合は、まだ卵液が凝固していない。

白和え

Disc 2　Chapter 017

材料	可食量(g) 1人分	可食量(g) 2人分	目安量(2人分)
こんにゃく	25	50	
にんじん	15	30	
さやいんげん	5	10	
A 砂糖	2	4	小さじ1・1/3
A うすくちしょうゆ	1	2	小さじ1/3
A 食塩	0.2	0.4	
A だし汁	35	70	
木綿豆腐	25	50	
白ごま	5	10	大さじ1強
B 砂糖	2.5	5	小さじ1・2/3
B うすくちしょうゆ	0.3	0.6	
B 食塩	0.1	0.2	

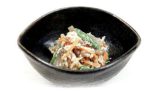

★ memo ★
「和え物」とは

和え物とは、下ごしらえした食材に、適した和え衣を和え、風味のあるものにした料理である。

栄養価(一人分)			
エネルギー(kcal)	75	炭水化物(g)	8.1
たんぱく質(g)	3.1	食物繊維(g)	1.8
脂質(g)	3.8	食塩相当量(g)	0.6

■作り方

1. にんじんは皮をむき、長さ3cm程度のせん切りにする。こんにゃくは長さ3cm程度の拍子切りにして、下茹でする。さやいんげんは筋を取り、沸騰させて1%の食塩（分量外）を加えたお湯で軽く茹でて冷水にとり、斜めに細く切る。

2. 鍋にAのだし汁、食塩、うすくちしょうゆ、砂糖を入れる。にんじん、こんにゃくを加えて、煮汁が無くなるまで下煮をして、冷ます。

3. 豆腐はほぐして、茹でる。布巾にとって水気をきる。

4. 白ごまは、弱火で焦がさないように煎る。

5. すり鉢で白ごまをすりつぶし、水気をきった豆腐、Bの食塩、うすくちしょうゆ、砂糖を加え、すり合わせる（和え衣）。こんにゃく、にんじん、さやいんげんを入れて和える。

6. 深めの器に盛り付ける

■調理のポイント

- 技 材料の形や大きさを揃えておくと、和えやすく、見た目が良い。
- 技 加熱せず約40%の水気をきった、「絞り豆腐」を用いる場合もある。
- 技 豆腐は茹でずに絞って用いると、なめらかに仕上がる。
- 技 煎るとごま特有の香りが生じる。
- 技 ごまは、そのままでは消化・吸収されにくいので、すりつぶして用いる。
- 技 すり鉢で、白ごま、豆腐、調味料をなめらかになるまですり合わせる。
- 技 材料も和え衣も冷ます。
- 技 和え物は、色落ちや水分が出ることを防ぐため、供卓直前に和える。

ほうれん草のお浸し

Disc 2　Chapter 018

材料	可食量(g) 1人分	可食量(g) 2人分	目安量(2人分)
ほうれんそう	60	120	
だししょうゆ しょうゆ	6	12	小さじ2
だししょうゆ だし汁	3	6	小さじ1強
糸かつお	0.3	0.6	

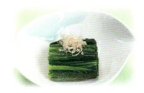

★ memo ★
青菜を色良く茹でるポイント

①たっぷりの沸騰したお湯で茹でる
②蓋無しで茹でる
③短時間で茹で上げる
④茹で上がった後、急冷する

「天盛り」とは

日本料理では盛り付けた料理の上に、季節感、彩りや香りなど、アクセントとなる糸かつおや木の芽、ゆずなどの食材を少量添えることを「天盛り」という。また、「天盛り」は、その料理に誰も箸をつけていないという、客へのもてなしの気持ちもあらわしている。

栄養価(一人分)			
エネルギー(kcal)	17	炭水化物(g)	2.5
たんぱく質(g)	2.0	食物繊維(g)	1.7
脂質(g)	0.3	食塩相当量(g)	0.9

■下準備

①ほうれんそう → 根本までしっかり洗う

■作り方

1. ほうれんそうの根元が太い場合は十文字に切り込みを入れる。

2. しょうゆとだし汁を混ぜ合わせる（だししょうゆ）。

3. 沸騰させて1%の食塩（分量外）を加えたたっぷりのお湯に、ほうれんそうを根元から入れて茹でる。

4. 茹で上がったら氷水にとる。天地を揃えて水気を絞り、バットに置く。だししょうゆの半量をかけてひたひたにして軽く絞る（しょうゆ洗い）。

5. 根を落とし、半分に分けて天地逆に揃え、4～5cm長さに切る。

6. 小鉢に盛り付け、残りのだししょうゆをかけて、糸かつおを天盛りにする。

■調理のポイント

- 科 ほうれんそうはシュウ酸が比較的多い野菜であるが、茹でることでシュウ酸や無機塩類などのいわゆる「あく」が流出し食味が良くなる。
- 科 ほうれんそうの緑色の色素はクロロフィルという葉緑素である。色良く茹でるためには、クロロフィルの退色をできるだけ防ぐことが重要である。
- 科 急冷することにより、加熱によるクロロフィルの変化を止める。
- 技 水気が残っていると、水っぽいお浸しになる。絞りにくい場合は、巻きすなどを利用する。

吉野鶏と菜の花の吸い物

Disc 2　Chapter 019

材　料	可食量(g) 1人分	可食量(g) 2人分	目安量(2人分)
鶏ささ身	20	40	2/3本
酒	2	4	小さじ4/5
食塩	0.1	0.2	
かたくり粉	1	2	小さじ2/3
菜の花（なばな）	10	20	
一番だし	150	300	昆布・かつお節は水の重量に対して各1〜2%
食塩	1.2	2.4	小さじ1/3強
しょうゆ	1	2	小さじ1/3
ゆず（果皮）			松葉ゆず2枚

※吉野鶏（鶏ささ身〜かたくり粉）

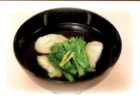

■ 下準備
① ゆず→ 松葉ゆず　　　　　[Disc1 Chapter024]

■ 作り方

1　一番だしを作る。　　　　　[Disc1 Chapter095]

2　ささ身は筋に沿って包丁を入れ、筋を取る。ひと口大の薄いそぎ切りにする。ささ身に酒、食塩を振りかけ、下味を付ける。

3　ささ身にかたくり粉をまぶし、熱湯で茹でる（吉野鶏）。

4　菜の花は沸騰させて1％の食塩（分量外）を加えたたっぷりのお湯で茹でる。冷水にとり、適当な長さに切る。

5　一番だしを加熱し、食塩、しょうゆで調味する。

6　椀に吉野鶏、菜の花を入れ、5のだし汁を注ぎ、吸い口に①の松葉ゆずをのせる。

■ 調理のポイント

技　そぎ切りにすることにより、表面積が大きくなり均等に早く火が通る。

科　酒は肉の臭み消し効果がある。

科　食塩は下味を付けるとともに、脱水作用による肉の臭み消し作用がある。

技　表面のデンプンが糊化し、つるっとした食感となる。同時にうま味を内部に閉じ込める。

技　タンパク質を瞬時に熱凝固させ、うま味を流出させないために熱湯で茹でる。

技　吸い物には「一番だし」を用いる。「一番だし」は、かつお節のうま味であるイノシン酸と昆布のうま味であるグルタミン酸による味の相乗効果が得られる。日本料理の吸い物には欠かせない。

★ memo ★
本レシピの吸い物の構成
吸い地：一番だし
椀だね：吉野鶏
椀づま：菜の花（なばな）
吸い口：松葉ゆず

★ memo ★
吸い物の構成

吸い物の構成は、「吸い地」をベースに、「椀だね」、「椀づま」、「吸い口」で構成されている。「椀だね」は主になる食材であり、魚介類、肉類、卵類、野菜類など多彩である。「椀づま」は、「椀だね」との味や色彩のバランスを考慮し、季節の野菜や海草類が用いられることが多い。「吸い口」は、ゆずや木の芽など、香味、季節感を添える食材が用いられる。これらのベースとなる「吸い地」は、だしが味の決め手である。潮仕立てのように、「椀だね」からとっただしを利用することもある。

栄養価（一人分）	エネルギー (kcal)	33	炭水化物 (g)	2.0
	たんぱく質 (g)	5.6	食物繊維 (g)	0.4
	脂　質 (g)	0.2	食塩相当量 (g)	1.6

味噌汁

Disc 2　Chapter 020

材　料	可食量(g) 1人分	可食量(g) 2人分	目安量(2人分)
絹ごし豆腐	25	50	
こねぎ 又は 葉ねぎ	5	10	
み　そ	11	22	大さじ1・1/4弱
だし汁	140	280	昆布・かつお節水の重量に対して各1〜2%
七味唐辛子			少々

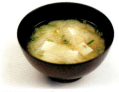

■ 作り方

1　混合だしを作る。

2　豆腐は1.5cm角のさいの目切りにする。

3　こねぎは小口切りにする。

4　80℃程度に温めただし汁にみそを溶き、豆腐、こねぎを入れ、沸騰直前に火を止める。

5　味噌汁を注ぎ、吸い口に七味唐辛子を振る。

■ 調理のポイント

技　味噌汁には煮干しだし、かつおだし、かつおと昆布の混合だしなどを用いる。貝類の味噌汁では、貝のうま味があるため、だし汁を用いない場合もある。

技　みそは長時間加熱すると風味や香りが損なわれる。また、コロイド粒子が凝集して大きくなるため、舌触りが悪くなる。ただし、豆みそは長時間煮込んでも風味が損なわれにくいので、かつお節と一緒に火にかけ、だしをとりながらじっくり煮溶かす。

技　豆腐は長時間加熱するとすだちが生じ、硬くなるので気をつける。

技　味噌汁の吸い口には、七味唐辛子、水溶き辛子などが用いられる。

★ memo ★
うま味の相乗効果

かつお節と昆布でとる混合だしは、うま味の相乗効果が期待できる。椀だね（具）の組み合わせを考えることでも同様の相乗効果が期待できる。一般的には、動物性の椀だねには昆布だしを用い、植物性の椀だねには混合だし又はかつおだしを用いる。味噌汁の場合は煮干しだしを用いることもある。

栄養価（一人分）	エネルギー (kcal)	41	炭水化物 (g)	3.3
	たんぱく質 (g)	3.4	食物繊維 (g)	0.8
	脂　質 (g)	1.6	食塩相当量 (g)	1.5

水ようかん

Disc 2　Chapter 021

材　料	可食量（g）		目安量（6人分）
	1人分	6人分	
粉寒天	0.3	1.8	
水	35	210	
砂糖	3.3	20	
こしあん（加糖）	26.7	160	
敷き葉			6枚

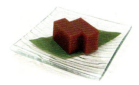

■下準備

①鍋 → 重量を計量

■作り方

1. 鍋に分量の水を入れ、粉寒天を振り入れて混ぜ、約5分浸漬する。

2. 鍋を火にかけ、撹拌しながら煮溶かし、約2分沸騰状態を維持し、砂糖を加えて煮溶かす。

3. こしあんを加え、煮溶かし、350gまで煮詰める。

4. 鍋ごと水につけて温度計ではかりながら40〜50℃まで冷ます。

5. 型に静かに流し入れ、泡があれば取り除き、冷蔵庫で冷やし固める。

6. 型から出して切り分け、敷き葉を敷いた皿に盛り付ける。

■調理のポイント

科 粉寒天は前もって戻す必要はないが、水に混ぜて約5分浸してから加熱すると、溶解性が増す。

技 加熱中は寒天が鍋底に付着して焦げないよう、絶えず撹拌する。

科 砂糖を加えると水和性が増し、透明度が高くなる。

科 あんを加えてからよく撹拌するほど、出来上がりの水ようかんはつやが出てなめらかになる。出来上がりの寒天濃度に影響するため、あらかじめ計算した最終重量まで煮詰める。

科 あんと寒天液の比重が異なるため、熱いまま放置して冷やすと二層に分離してしまう。

技 型から出す際は、離漿で滑りやすいので注意する。

★ memo ★
寒天・ゼラチンの熱可逆性

寒天溶液やゼラチン溶液は熱可逆性ゲルである。再加熱すると溶け、冷却すると再び固まる。

栄養価（一人分）	エネルギー（kcal）	55	炭水化物（g）	10.7
	たんぱく質（g）	2.6	食物繊維（g）	2.0
	脂　質（g）	0.2	食塩相当量（g）	0.0

利久饅頭

Disc 2　Chapter 022

材　料	可食量（g）		目安量（6人分）
	1人分	6人分	
水	4	24	
黒砂糖（粉末）	7	42	
薄力粉	13	78	
ベーキングパウダー	0.4	2.4	
こしあん（加糖）	25	150	
薄力粉（打ち粉用）			適宜
経木又はクッキングペーパー			50×50mm×6枚

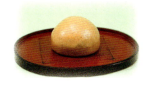

■作り方

1. こしあんを棒状にのばして、6等分に切り、丸める。

2. 黒砂糖と水を混ぜ、加熱して溶かす。

3. 薄力粉にベーキングパウダーを加えて2回ふるう。中央をくぼませてその中に2を加え、菜箸で混ぜ込んでいく。

4. まな板の上に打ち粉をして、3の生地をこねる。棒状にし、6等分に切り、丸める。

5. 生地をすり鉢状に薄くのばす。生地の厚さが均一になるようにあんを包み、形を整える。

6. 5cm四方の大きさに切った経木またはクッキングペーパーの上に5をのせ、蒸気のあがった蒸し器に入れる。霧吹きで水をふきかけ、強火で12分蒸す。

■調理のポイント

技 黒砂糖は、粉と合わせる前に水に溶かしておくと混ざりやすい。

技 薄力粉とベーキングパウダーはふるっておくと"だま"にならない。

技 くぼみに入れることで、粉と少しずつ混ぜ合わせやすい。

技 グルテンが生成することで粘りが出てしまうため、あまりこね過ぎない。

技 生地をすり鉢状にのばす際、中央は少し厚めにのばすと割れにくくなる。

技 閉じた口が下になるようにして、経木などの上に饅頭をのせる。

技 ベーキングパウダーの作用で膨らむので、間隔をあける。

技 弱火だと十分に膨化しない。

技 水蒸気が中央に溜まって垂れてこないよう、蓋に布巾をピンと張って縛っておく。

★ memo ★
「利久饅頭」とは

茶人千利休が好んだことから命名され、"利休饅頭"とも"利久饅頭"とも書く。
　材料の黒砂糖を白砂糖にかえて作ることもあり、祝いの際には、色を付けて紅白饅頭とする。また、皮を上新粉とすりおろした山芋で作る饅頭は、薯蕷饅頭といい、もちもちとした食感が特徴である。

栄養価（一人分）	エネルギー（kcal）	112	炭水化物（g）	23.0
	たんぱく質（g）	3.6	食物繊維（g）	2.0
	脂　質（g）	0.4	食塩相当量（g）	0.1

鮭のムニエル

Disc 2　Chapter 023

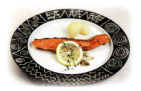

材料	可食量(g) 1人分	可食量(g) 2人分	目安量(2人分)
さけ	80	160	80g×2切れ
牛乳(臭み取り用)			150ml
食塩	0.8	1.6	小さじ1/4強
こしょう		0.01	少々
薄力粉	4	8	適量
油	3	6	大さじ1/2
バター(焼き用)	3	6	
ソース　バター	5	10	
ソース　レモン(搾り汁)	5	10	小さじ2
ソース　パセリ	2	4	少々
粉ふきいも　じゃがいも	60	120	
粉ふきいも　食塩	0.3	0.6	
粉ふきいも　こしょう		0.01	少々
レモン	10	20	輪切り2枚

栄養価(一人分)			
エネルギー (kcal)	262	炭水化物 (g)	15.5
たんぱく質 (g)	19.4	食物繊維 (g)	1.5
脂質 (g)	13.0	食塩相当量 (g)	1.4

■下準備

① パセリ → みじん切り → 水にさらす → 水気を絞る

② レモン → 薄い輪切り　[Disc1 Chapter023]

■作り方

1. さけは牛乳に約10分つけ、臭みを取る。水気を拭き取り、食塩、こしょうを振る。さけに薄力粉を軽くまぶして、余分な粉をはたく。
2. フライパンに油、焼き用バターを熱し、さけは表身から焼く。
3. 焼き色が付いたら裏返し、蓋をして十分に火が通るまで焼く。両面が焼けたら取り出す。
4. 別のフライパンでソースを作る。バターを溶かし、泡立ちが収まり色が付いたら火を止め、レモンの搾り汁を加える。①のパセリは、半量を散らす。
5. じゃがいもは皮をむいて1/4程度の大きさに切り、面取りをして水にさらす。
6. 鍋にじゃがいもを入れ水から茹でる。じゃがいもに火が通ったらお湯を捨て、鍋をゆすって粉をふかせる。食塩、こしょうで味付けする(粉ふきいも)。
7. 皿にさけ、じゃがいもを盛り、ソースをかけ、②のレモンをのせ、①の残りのパセリを散らす。

■調理のポイント

- 科 牛乳はコロイド溶液であるため、臭みを吸着する働きがある。
- 科 薄力粉をまぶすと、糊化した膜がうま味や栄養分を包み、油で焼くことにより香ばしくなる。
- 技 バターは味や香りは良いが、焦げやすいため、油と混合で用いると失敗しにくい。
- 技 必ず表身から焼く。
- 技 バターが溶けてから、さらに加熱を続けると大きな泡が全面に沸き立った後、細かな泡に変わり泡立ちが収まる。
- 技 面取りをして角ばったところを取ることで煮くずれを防ぐ。
- 科 水につけることで、褐変の原因となる酵素が水に溶け、空気(酸素)から遮断され、酵素的褐変を防ぐ。
- 技 いも類は水から茹でて、デンプンをしっかり糊化させる。
- 技 粉をふかすには、熱いうちにゆする。
- 科 冷めてしまうと加熱により流動化したペクチンが流動性を失って再び細胞間が結着するため、細胞が分離しにくくなり、粉がふきにくくなる。

白身魚のパピヨット(紙包み焼き)

Disc 2　Chapter 024

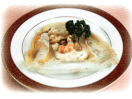

材料	可食量(g) 1人分	可食量(g) 2人分	目安量(2人分)
たい	60	120	60g×2切れ
食塩	0.6	1.2	小さじ1/4弱
こしょう		0.01	少々
白ワイン	9	18	大さじ1強
大正えび(無頭)	10	20	13g×2尾
マッシュルーム	10	20	2個
油	1	2	小さじ1/2
レモンバター　バター	10	20	
レモンバター　レモン(搾り汁)	2.5	5	小さじ1
レモンバター　パセリ	0.5	1	
パラフィン紙			B4×2枚
バター	3	6	
パセリ			2房

★ memo ★
パラフィン紙の切り方・包み方

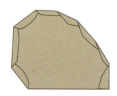

① 折る
② 切る

栄養価(一人分)			
エネルギー (kcal)	243	炭水化物 (g)	1.2
たんぱく質 (g)	15.8	食物繊維 (g)	0.6
脂質 (g)	18.1	食塩相当量 (g)	1.0

■下準備

① パセリ(レモンバター用) → みじん切り → 水にさらす → 水気を絞る
　　*[Disc1 Chapter020]

② えび → 背わたを取る　[Disc1 Chapter067]

■作り方

1. レモンバター用のバターを練り、レモン汁を少しずつ加える。①のパセリを加え、ラップに包み棒状にして冷蔵庫で固める(レモンバター)。
2. ②のえびは湯通しして、殻を全部むく。
3. たいに、食塩、こしょうを振りかけ、約10分おき、水気を拭き取る。白ワインを振りかけ、さらに約10分おいて、水気を拭き取る。
4. マッシュルームは5mmの厚さに切り、油で炒める。
5. パラフィン紙をハート型に切り右半分にバターを塗る。パラフィン紙にたい、えび、マッシュルーム、輪切りにしたレモンバターを順にのせる。
6. パラフィン紙の向こう側を端から折り進む。天板にのせ、220℃に予熱したオーブンで8~10分焼く。
7. 皿に盛り付けパセリを添える。

■調理のポイント

- 技 パセリは切り口から溶出している色素を水にさらして除去することで、レモンバターが美しく仕上がる。
- 技 レモン汁を少しずつ加えて、油中水滴型(W/O型)エマルションを維持する。
- 技 えびは殻付きのまま湯通しすることで、うま味の流出を抑えると同時に、発色(赤色)を際立たせる。
- 科 えびの赤色色素アスタキサンチンは糖タンパク質アスタキサンチンから加熱過程で生成される。
- 科 食塩を振ることで表面から脱水し、不快なにおい成分を除くことができる。ワインは弱酸性であるため魚が軟化し、水分を保持する。
- 技 パラフィン紙にバターなどの油脂を塗ることで、食材の水分が紙に移行することを抑制する。
- 科 食材の水分が水蒸気となって、パラフィン紙を膨らませる。
- 科 温度が下がると水蒸気が水に戻り、パラフィン紙がしぼむ。

ハンバーグステーキ

Disc 2　Chapter 025

材料		可食量 (g) 1人分	可食量 (g) 2人分	目安量 (2人分)
ひき肉	牛ひき肉	55	110	
	豚ひき肉	25	50	
たまねぎ		25	50	
バター		2.5	5	
パン粉（生）		8	16	
牛乳		8	16	大さじ1強
たまご		8	16	
食塩		0.8	1.6	小さじ1/4強
こしょう			0.01	少々
ナツメグ			0.01	少々
油		3	6	大さじ1/2
マッシュルームブラウンソース	マッシュルーム	6	12	
	バター	3	6	
	薄力粉	3	6	小さじ2
	水	50	100	1/2カップ
	顆粒コンソメ	1	2	
	トマトケチャップ	10	20	大さじ1・1/3
	食塩	0.4	0.8	小さじ1/6弱
	こしょう		0.01	少々
オクラソテー	オクラ	30	60	
	油	0.5	1	小さじ1/4
	バター	0.5	1	
	食塩	0.1	0.2	
	こしょう		0.01	少々
にんじんグラッセ	にんじん	30	60	
	水	30	60	大さじ4
	バター	1.5	3	
	砂糖	1.5	3	小さじ1

★ memo ★　「フランベ」とは

フランベ（仏）とは、主に肉や魚などの素材をフライパンなどで焼いたり炒めたりする際、最後の香り付けのために用いられる調理法である。調理の最後にアルコール度数の高い酒をフライパンに入れ、火をつけて一気にアルコール分を飛ばす。

栄養価（一人分）			
エネルギー (kcal)	368	炭水化物 (g)	18.5
たんぱく質 (g)	19.0	食物繊維 (g)	3.3
脂質 (g)	23.4	食塩相当量 (g)	2.4

■ 下準備

① 水＋顆粒コンソメ → 加熱（ブイヨン：簡易的な方法）
② ブラウンルーを作る（p.27 参照）

■ 作り方

1. たまねぎは皮をむき、みじん切りにする。たまねぎ用バターで透き通るまで炒めて、冷ます。
2. 生パン粉は牛乳に浸す。
3. ひき肉に、食塩を加えてこね、粘りを出す。1のたまねぎ、2のパン粉、たまご、こしょう、ナツメグを加えてよく練る。
4. 人数分に分けて楕円型に形を整える。両手で生地をキャッチボールして空気を抜く。
5. フライパンに油を熱し、4の種を入れ、中央を少しへこませて強火で焼き、両面に焦げめを付ける。
6. 中火にし、蓋をして焼く。
7. 竹串をさし、焼き加減を確認する。透明な汁が出ることを確認し、火を止める。
8. マッシュルームを薄切りにする。
9. ②のブラウンルーを①のブイヨンでのばす。トマトケチャップ、食塩、こしょうを加えブラウンソースを作る。さらにマッシュルームを加えて加熱する（マッシュルームソース）。
10. オクラは食塩（分量外）をまぶして毛羽（けば）を取り除くように洗い、へたをそぐ。沸騰させて1%の食塩（分量外）を加えたお湯で、約2分茹でる（オクラソテー）。
11. 鍋に油とバターを入れてさっと炒め、食塩、こしょうで味を調える。
12. にんじんは皮をむき、輪切りにして面取りをする。鍋に水、バター、砂糖、にんじんを加え、軟らかくなるまで煮からめる（にんじんグラッセ）。
13. 温めた皿にハンバーグ、にんじんグラッセ、オクラのソテーを盛り付け、マッシュルームソースをかける。

■ 調理のポイント

- [科] たまねぎは肉の臭みを消す効果がある。さらに肉の結着性を弱めて、軟らかい食感にする。
- [科] 炒めることでたまねぎに含まれるアミノ酸と糖によるアミノカルボニル反応が生じ、独特の香ばしい香りと味が生成される。
- [科] パン粉は肉の結着性を弱め、軟らかい食感にする。さらに肉汁を吸収してうま味を保持する。増量の役目も果たす。
- [技] 生パン粉が無い場合は、余った食パンなどをフードプロセッサーで粉砕したり、手で細かくちぎって混ぜてもよい。
- [科] 豚脂は融点が低いため、豚ひき肉を牛ひき肉に加えると冷めても脂が固まりにくい。
- [科] ひき肉は食塩を加えて練ると、塩溶性である筋原繊維タンパク質のミオシンが溶解して繊維構造がゆるむため保水性が向上する。さらに粘着性も増し加熱すると弾力を持つゲルとなる。また、溶解したミオシンの一部はアクチンと結合してアクトミオシンを形成しゲル構造を補強する。
- [科] たまごは熱凝固性があるため、材料の結着性を高める。
- [科] ナツメグなどの香辛料は肉の臭みを取る働きと抗菌作用がある。脂肪の酸化を防ぐ。
- [技] 内部に空気が入っていると、焼き割れの原因となる。
- [技] 中央部分は焼いている間に膨らむため火が通りにくいので、はじめから真ん中を少しへこませておくと、出来上がりが平らになり火も均一に通る。
- [技] 表面を固めることにより、中の肉汁を閉じ込めることができる。
- [技] ブイヨンは少しずつ加えないと"だま"の原因となる。また、冷たいまま加えると、分離しやすい。

★ memo ★　ハンバーグステーキについて

名前の由来　ドイツのハンブルグの港湾労働者が、安価な硬い肉をひき肉にし、パン粉やたまねぎで増量し焼いて食べていたことに由来する。このひき肉料理が移民によりアメリカに渡り、ハンブルグ風ステーキ（ハンバーグステーキ）とよばれるようになったといわれる。ジャーマンステーキともいう。

ひき肉の割合　牛肉はビタミンB_2が豊富で、すね肉はコラーゲンが多く、加熱すると軟らかみを増すことからひき肉に用いられることが多い。また、豚肉はビタミンB_1が豊富で、脂の融解温度が牛脂（40〜50℃）に比べて豚脂（33〜46℃）は低く、口の中で溶けやすい。これらの特徴を活かし、ハンバーグステーキには合びき肉が用いられる。牛7：豚3の割合が遊離アミノ酸量が一番多く、うま味成分グルタミン酸が多いため最もおいしい割合とされているが、牛ひき肉100%のものもあり、牛と豚の割合は好みで変化させてもよい。

肉のひき方　一度びき（粗びき）は肉本来の味を楽しみたいとき、二度びき（細びき）は調味料や他の具材とともに楽しみたいときに用いられる。

たまねぎの加え方　たまねぎは肉に加える際、加熱する場合と加熱せずに生のまま用いる場合がある。たまねぎは加熱により甘味を増す。これは、水分の蒸発に伴う糖濃度の上昇、組織の破壊や軟化による糖の溶出、甘味をマスクしていた生たまねぎの刺激臭成分である硫化アリル類の分解・揮散、加熱により生成されるフラン類の甘いにおいなどが影響しているとされている。ひき肉は傷みやすいため、十分冷ましてから加える必要がある。生のまま加えると手間はかからないが、たまねぎから水分が出て、焼いた際に割れやすくなる。

鶏もも肉のロースト

Disc 2　Chapter 026

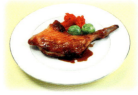

材料	可食量(g) 1人分	可食量(g) 2人分	目安量(2人分)
鶏もも肉（骨付き）	150	300	200g×2本
食塩	2.3	4.5	小さじ3/4
こしょう		0.01	少々
はちみつ	20	40	大さじ2弱
ローズマリー（生）			茎2本
たまねぎ	25	50	
にんじん	20	40	
ブイヨン　水	50	100	1/2カップ
ブイヨン　顆粒コンソメ	3	6	
グレービーソース A　食塩	0.1	0.2	
グレービーソース A　こしょう		0.01	少々
パプリカソテー　赤パプリカ	30	60	1/2個
パプリカソテー　オリーブ油	2	4	小さじ1
パプリカソテー　食塩	0.1	0.2	
パプリカソテー　こしょう		0.01	少々
芽キャベツソテー　芽キャベツ	20	40	4個
芽キャベツソテー　バター	1.5	3	
芽キャベツソテー　食塩	0.1	0.2	
芽キャベツソテー　こしょう		0.01	少々

★memo★ オーブン焼きにおける伝熱

オーブン焼きは庫内の空気からの対流伝熱、庫壁からの放射伝熱、天板からの伝導伝熱より複合的に加熱され、比較的ゆっくりと加熱される。

栄養価（一人分）			
エネルギー (kcal)	431	炭水化物 (g)	25.4
たんぱく質 (g)	26.4	食物繊維 (g)	2.5
脂質 (g)	24.5	食塩相当量 (g)	4.1

■下準備
①水＋顆粒コンソメ→加熱（ブイヨン：簡易的な方法）

■作り方
1. たまねぎ、にんじんは、皮をむいて薄切りにする。
2. ローズマリーの茎を適当な長さに切り、はちみつにつけ、香りを移す。
3. 鶏肉は裏側から骨に沿って切り込みを入れ、筋を切り、鶏肉用の食塩、こしょうを振り、はちみつを塗る。
4. 天板に油（分量外）を塗り、たまねぎ、にんじんを敷き、その上に鶏肉を置く。180℃のオーブンで20～25分焼き、鶏肉を皿に取り出す。
5. 天板の野菜を取り除き、①のブイヨンを入れて残った焼き汁を流し集める。キッチンペーパーでこして、フライパンに移す。
6. 5を半量まで煮詰め、Aの食塩、こしょうで味を調える（グレービーソース）。
7. パプリカに串をさし、直火で皮面が焦げるまで焼く。冷水にとり、皮をむいて、2㎝程度の大きさに切る。
8. フライパンにオリーブ油を入れ、7を炒め、食塩、こしょうで味を調える（パプリカソテー）。
9. 芽キャベツは根元に十字の切り込みを入れ、沸騰させて1%の食塩（分量外）を加えたお湯で下茹でし、ザルにあげる。フライパンにバターを熱し、芽キャベツを炒め、食塩、こしょうで味を調える（芽キャベツソテー）。
10. 皿に鶏肉、パプリカ、芽キャベツを盛り付け、鶏肉にグレービーソースをかける。

■調理のポイント
- 技　香味野菜は、香り付け、風味付け、肉の臭み消しの効果がある。
- 技　ハーブは香り付け、風味付け、臭み消しの効果がある。ローズマリーは清涼感のある香りで、肉料理によく用いられるハーブである。
- 技　はちみつを塗ることにより、焦げめが付きやすくなる。また、保水性が高まり、表面の乾燥を防ぐ。
- 技　時々鶏肉に焼き汁をかけて焼き上げると表面の乾燥を防いでつやよく仕上がる。
- 技　焼き汁に出たうま味をソースに利用する。
- 技　パプリカの皮は包丁ではむきにくいので、皮を焼いてむく。味が付きやすくなり、食感が良くなる。
- 技　切り込みを入れることで、火が通りやすくなる。食感を損なうため、茹で過ぎないように注意する。

ビーフシチュー

Disc 2　Chapter 027

調理例／西洋料理／主菜

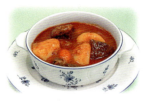

材料	可食量(g) 1人分	可食量(g) 2人分	目安量(2人分)
牛肩ロース肉	100	200	
食塩	1.5	3	小さじ1/2
こしょう		0.01	少々
薄力粉	5	10	
牛脂	4.5	9	
ブイヨン　水	250	500	2・1/2カップ
ブイヨン　顆粒コンソメ	3	6	
じゃがいも	75	150	
たまねぎ	45	90	
にんじん	40	80	
ブラウンルー　バター	10	20	
ブラウンルー　薄力粉	7.5	15	大さじ1・2/3
トマトピューレー	30	60	大さじ4
ローリエ			1枚
オールスパイス（粉）			適量
ナツメグ（粉）			適量
食塩			適宜

栄養価（一人分）			
エネルギー (kcal)	674	炭水化物 (g)	34.7
たんぱく質 (g)	17.7	食物繊維 (g)	3.6
脂質 (g)	49.6	食塩相当量 (g)	3.2

■下準備
①水＋顆粒コンソメ→加熱（ブイヨン：簡易的な方法）
②ブラウンルーを作る（p.27参照）

■作り方
1. じゃがいもは皮をむき、ひと口大に切る。たまねぎは皮をむき、六つ切りにする。にんじんはシャトー切りにする。
2. 牛肉をひと口大に切り、牛肉用の食塩、こしょうを振る。薄力粉をまぶし、余分な粉をはたく。
3. 鍋に牛脂を溶かし、2の牛肉を入れ、炒める。①のブイヨンを加え、沸騰したら弱火にしてあくを取り除きながら加熱する。
4. 別の鍋に作った②のブラウンルーに、トマトピューレーを加える。3の煮汁の一部を加えて、加熱しながら、なめらかになるまでのばす（ブラウンソース）。
5. 3にブラウンソースの半量を加え、ローリエ、オールスパイス、ナツメグを入れる。じゃがいも、たまねぎ、にんじんを入れ、鍋に蓋をして、軟らかくなるまでじっくり煮込む。
6. 残りのブラウンソースを加え、混ぜながらさらに約15分煮る。味見をし、必要があれば食塩を加えて、味を調える。
7. 器に盛り付ける。

■調理のポイント
- 科　薄力粉をまぶすと加熱したときに糊化膜ができて、うま味が逃げない。
- 科　煮込む前に炒めておくことで、表面のタンパク質が凝固し、良い香りが出る。煮込んだとき煮くずれしにくいが、炒め過ぎると硬くなるので注意する。
- 科　肉は煮込むことで結合組織のらせん構造がほどけて軟らかくなる。香辛料は肉の臭みをマスキングする効果がある。じゃがいもやにんじんは食塩が入った水で加熱すると、ペクチン質の結合が弱くなり、軟らかくなりやすい。
- 技　ブイヨンには塩分が入っているので味見をし、必要があれば食塩を加えて、味を調える。

★memo★ シャトー切り

シャトー切りは、面取りをしてラグビーボール状にする切り方である。面取りをすることで煮くずれしにくくなる。

44

オムレツ

Disc 2　Chapter 028

材料	可食量(g) 1人分	目安量（1人分）
たまご	100	M 2個
牛乳	10	たまごに対して10%
食塩	0.5	たまごに対して0.5%
こしょう	0.01	少々
バター	10	たまごに対して10%

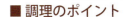

■ 作り方

1. たまごは1個ずつボールに割り入れ、泡を立てないようによく溶きほぐす。牛乳、食塩、こしょうを加えて混ぜ、ストレーナー（こし器）でこす。
2. フライパンにバターを入れ、火をつける。
3. バターが溶けたら直ちに卵液を流し入れ、強めの中火で焼く。
4. フライパンの縁のたまごが固まりかけたら、菜箸で全体を大きくかき回しながら、フライパンの手前から向こう側へ巻き込むようにたまごを寄せ、木の葉形にまとめていく。
5. フライパンの柄を叩いて形を整え、余熱でたまごが固まらないように手早く皿に移す。

■ 調理のポイント

- 技 たまごは室温に置いたものを用い、卵白を切るようによく混ぜてこすと、ムラの無いきれいな色に仕上がる。
- 技 直径18〜19cmの小さなフライパンを用いて1人分ずつ作る。フライパンが大きいと出来上がりの形が悪くなる。
- 技 バターは焦がさないように溶かす。
- 技 油のよくなじんだフライパンで焼くと上手にできる。
- 技 卵液を一気に流し入れ、強めの中火で素早く焼いていく。
- 技 火が通り過ぎるときれいな木の葉形にならないので、半熟のうちにフライパンを絶えず動かしながら、強めの中火で短時間で焼き上げ、木の葉形に整える。
- 技 フライパンの柄の使い方がポイント。
- 技 焦げめを付けないように、黄色に仕上げる。
- 技 中心部は半熟の方がおいしい。

★ memo ★
オムレツ

　プレーンオムレツは、外側はたまごに焼き色が付かない程度に焼き、内側は半熟状が好ましい。昼食の場合は、たまごにハム、チーズ、野菜などの具を加えて作り、トマトソースを添えて一皿とする。中に入れる具を、卵液に混ぜてから焼く方法や、焼きかけたたまごの中に加えて包み込む方法などがある。
　スペインオムレツは、じゃがいもとたまねぎを入れて、フライパンの形に両面を焼いたもので、その他のいろいろな野菜やベーコンなどを入れて作ることもある。ケーキのように放射状に切り分けて供する。

栄養価(一人分)	エネルギー (kcal)	232	炭水化物 (g)	0.8
	たんぱく質 (g)	12.7	食物繊維 (g)	0.0
	脂質 (g)	18.8	食塩相当量 (g)	1.1

オニオンスープ

Disc 2　Chapter 029

材料	可食量(g) 1人分	2人分	目安量（2人分）
炒めたまねぎ たまねぎ	100	200	
炒めたまねぎ バター	5	10	
炒めたまねぎ 油	5	10	
白ワイン	15	30	大さじ2
グリュイエールチーズ	10	20	
フランスパン	5	10	厚さ7mm×2枚
パセリ	0.2	0.4	少々
食塩	0.3	0.6	
こしょう		0.01	少々
ブイヨン 水	200	400	2カップ
ブイヨン 顆粒コンソメ	2	4	

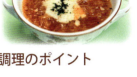

■ 下準備

① 水＋顆粒コンソメ→加熱（ブイヨン：簡易的な方法）
② グリュイエールチーズ → 半量をスライス → 半量をおろす
③ フランスパン → 7mm厚に切る
④ パセリ → みじん切り → 水にさらす →水気を絞る

■ 作り方

1. たまねぎは、根と茎の部分を取り除いて皮をむき、縦半分に切り、繊維に垂直に薄切りする。
2. 鍋に油、バターを入れて弱火にかける。バターが溶けたら、たまねぎを加え、あめ色になり水分が無くなるまで炒める（炒めたまねぎ）。
3. 白ワインを加え、強火にし、アルコール分を飛ばし、①のブイヨンを徐々に加える。一度、沸騰させ、あくは取り除いて、食塩、こしょうで味を調える（オニオンスープ）。
4. ③のフランスパン（バケット）は、オーブンでこんがり焼く。
5. 器にフランスパンを入れ、②のスライスしたチーズをのせる。オニオンスープを注ぎ、②のおろしチーズと④のパセリを振る。

■ 調理のポイント

- 技 たまねぎは、焦がさないようにかきまぜながら、弱火でゆっくりと時間をかけて炒める。
- 技 強火にするとバターが焦げるので注意する。

★ memo ★
「グリュイエールチーズ」とは

　グリュイエールチーズはスイス産のナチュラルチーズ（ハードタイプ）で、温めると溶けてのびが良い。エメンタールチーズとブレンドして、チーズフォンデュなどにも用いられる。

★ memo ★
たまねぎ

　たまねぎは独特の刺激臭と辛味があり、その主体は硫化アリル類である。硫化アリル類にはビタミンB1の吸収促進効果、活性酸素除去作用、抗血栓作用などがあるとされている。たまねぎは加熱によって、刺激臭と辛味を失い、甘味が生じる。これは水分蒸発による糖濃度の上昇、加熱による組織の破壊や軟化による糖の溶出などが味に影響していると考えられている。

栄養価(一人分)	エネルギー (kcal)	193	炭水化物 (g)	13.0
	たんぱく質 (g)	4.4	食物繊維 (g)	1.8
	脂質 (g)	12.7	食塩相当量 (g)	1.5

カラメル・カスタードプディング

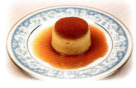

Disc 2　Chapter 030

材料	可食量 (g) 1人分	可食量 (g) 5人分	目安量 (5人分)
たまご	28	140	2・1/2個
牛乳	56	280	
A グラニュー糖 又は砂糖	12	60	
A 食塩	0.04	0.2	
バニラエッセンス			適量
カラメルソース グラニュー糖 又は砂糖	10	50	
カラメルソース 水（カラメル用）	4	20	
カラメルソース 水（溶かし用）	3	15	
バター			適宜

★ memo ★
卵液の凝固に及ぼす副材料の影響
卵液の凝固は副材料の影響を強く受ける。たまご1：水3で希釈すると加熱しても凝固しないが、食塩、だし汁中のNa^+の存在でゲルを形成する。NaClをKClにかえても硬さへの影響は少ないが、$MgCl_2$では硬くなる。また、牛乳中のCa^{2+}も卵液の熱凝固を促進する。一方、砂糖はタンパク質の熱変性を遅らせ凝固を妨げると同時に、タンパク質分子が加熱によってほぐれるのを抑制するため、なめらかで軟らかいゲルを形成し、離漿やすだちを防ぐ。たまご1：(だし汁＋食塩)1はたまご豆腐、たまご1：牛乳2はカスタードプディング、たまご1：(だし汁＋食塩)3〜4は茶碗蒸しに適す。

栄養価(一人分)				
エネルギー (kcal)	165	炭水化物 (g)	24.8
たんぱく質 (g)	5.3	食物繊維 (g)	0.0
脂質 (g)	5.0	食塩相当量 (g)	0.2

■作り方

1. プリン型にバターを薄く塗る。
2. 小鍋にカラメルソース用のグラニュー糖と分量の水を混ぜ、かき混ぜずに沸騰させ、180〜190℃まで焦がしてカラメルにする。
3. 火から下ろして溶かし用の水を加え、カラメルを溶かし、プリン型に等分に流し入れる。
4. ボールにたまごを割り入れ、Aのグラニュー糖を溶かす。食塩を加え、溶きほぐして混ぜる。
5. 鍋で牛乳を60℃まで温める。
6. 4に温めた牛乳を少しずつ加えて溶きのばし、裏ごす。バニラエッセンスを加えて混ぜる（卵液）。
7. カラメルを入れたプリン型に卵液を等分に流し入れる。
8. 天板にプリン型を並べ、型の2/3の高さまでお湯をはる。
9. 160℃で予熱したオーブンで30〜40分加熱する。
10. 竹串でさし、卵液が付かないことを確認し、取り出す。粗熱が取れたら冷蔵庫で冷やす。
11. プリンの縁周りを指で押す、もしくは爪楊枝を使ってプリン型から外し、皿に移す。

■調理のポイント

- 技 150℃で色付き始めると急激に温度が上昇する。最後は余熱を利用するなどして工夫する。
- 科 過飽和状態の砂糖溶液をかき混ぜると結晶が析出してしまう。
- 技 固まらないうちに型に注ぎ分ける。
- 科 たまごには、塩溶性のタンパク質であるグロブリンが含まれる。食塩が加わることで卵液が均一な状態になり、ゲル（プリン）に硬さを与える。
- 科 温めた牛乳を加える効果は、①卵臭を取ること、②卵液の温度を上げることである。
- 技 卵液を凝固開始温度手前の60℃程度にしておくことで、急激な温度変化を抑え、プリンに"す"が入るのを防ぐ。
- 技 カラメルがゆるいと卵液と混ざってしまうため、カラメルが固まっている状態で流し入れる。
- 科 卵液が、凝固→離漿→すだちを起こす温度と時間は、加熱速度によって異なる。
- 技 蒸し器で蒸す場合は、蓋を少しだけずらし、蒸気の一部を逃す状態で90℃を保ち、12分間蒸す。
- 技 低温で提供するため、冷却時間も考慮して調理する。

ババロア

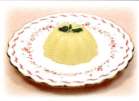

Disc 2　Chapter 031

材料	可食量 (g) 1人分	可食量 (g) 6人分	目安量 (6人分)
A 粉ゼラチン	1.7	10	
A 水	8	50	
B 卵黄	8	50	3個分
B グラニュー糖 又は砂糖	7.5	45	
B 牛乳	42	250	
B バニラビーンズ 又はバニラエッセンス			1/3本
C 生クリーム（乳脂肪分45%）	17	100	
C グラニュー糖 又は砂糖	1.2	7	
ミント			適宜

★ memo ★
ゼラチンの濃度と溶解・凝固・融解温度
ゼラチンのゲル化に適した濃度は2〜4%である。溶解前に5倍程度の水に浸漬する。溶解温度は40〜50℃であるので、通常は過熱を避けて(60℃)で溶かす。凝固温度は10℃以下であるため、氷水または冷蔵庫で固める必要がある。急速冷却の方が、強度の高いゲルを形成し、また、冷却時間が長くなるほど分子間のネットワーク形成が進んでゼリー強度が高くなる。ゲルの融解温度は20〜25℃で、夏場は室温で容易に溶ける。砂糖はゾルの粘度を高めて凝固しやすくし、酸は凝固しにくくする。タンパク質分解酵素を含む果汁の添加では、ゼラチンが分解し、ゲルは形成されなくなる。

栄養価(一人分)				
エネルギー (kcal)	172	炭水化物 (g)	11.3
たんぱく質 (g)	4.5	食物繊維 (g)	0.0
脂質 (g)	11.9	食塩相当量 (g)	0.1

■作り方

1. Aの粉ゼラチンを分量の水に振り入れ、10〜15分浸漬する。
2. 別のボールに卵黄を入れて溶きほぐし、Bのグラニュー糖の半量を加え、空気を含んで白っぽくなるまで、よくすり混ぜる。
3. バニラビーンズを縦に割り、種をこそげ取る。鍋に牛乳、バニラビーンズ、Bの残りのグラニュー糖を入れて、60℃程度まで温める。
4. 2に3の牛乳を加え、ストレーナー（こし器）でこす。
5. 4を湯煎にかけて火を通し（80℃）、1のゼラチンを入れて溶かす。氷水で冷やしながら、少しとろみが付くまで混ぜる。
6. 別のボールで生クリームにCのグラニュー糖を加えながら、七分立てにする。
7. 泡立てた生クリームに5のゼラチン液を加えて混ぜる。
8. 型に流し入れ、冷蔵庫で冷やし固める。
9. 型ごと35℃程度の湯にさっとつけ、型から器に移して盛り付ける。
10. ミントの葉を添える。

■調理のポイント

- 技 水で十分に膨潤させることで溶けやすくなる。
- 技 卵黄が凝固しないよう、牛乳を加熱し過ぎないように注意する。卵黄そのものは70℃で半熟状、75℃では凝固するので、卵液の直火加熱は74℃までとする。
- 技 出来上がりの舌触りを良くするためにこす。
- 技 失敗しないためには、ゼラチンを湯煎または電子レンジであらかじめ溶かしておくとよい。
- 技 加熱することにより卵臭が取れる。
- 技 乳脂肪のみの生クリームは激しく泡立てると、脂肪球が壊れるので一文字に静かに泡立てる。生クリームは室温5℃程度の低温であるほど起泡性、安定性に優れるため、氷水で冷やしながら泡立てる。
- 技 ゼラチン溶液は、10〜13℃以下で凝固する。分離しないようにするためには凝固温度の手前まで冷やしながら混ぜ合わせる。比重の小さいものに、比重の大きいものを加えないと分離してしまう。
- 技 凝固し始めると均一に型に流せないので、素早く流し入れる。
- 技 湯温が高過ぎたり、長くつけ過ぎたりすると、ババロアが溶け出してしまうので注意する。

ブランマンジェ

Disc 2　Chapter 032

材　料	可食量 (g) 1人分	可食量 (g) 4人分	目安量 (4人分)
牛乳	80	320	
コーンスターチ	7.5	30	
グラニュー糖 又は 砂糖	7.5	30	
水	10	40	
バニラエッセンス			適量
フレッシュソース　いちご	12.5	50	
フレッシュソース　グラニュー糖 又は 砂糖	6.3	25	
フレッシュソース　レモン（搾り汁）	1.3	5	小さじ 1
フレッシュソース　ブランデー	0.3	1	

※ 出来上がり量 380 g（ゼリー型 4 個）

★ memo ★

「ブランマンジェ」とは

フランス語で「白い食べ物」という意味。フランス式はゼラチンを用い、イギリス式はコーンスターチを用いて、ゲル化させて作る。

果物を用いたソース

季節の果物で色の良いものを選ぶとよい（さくらんぼ、マンゴー、ブルーベリー、キウイなど）。酸に強いホーロー鍋に、水（果実重量の 60％）、グラニュー糖（果実重量の 20％）を入れ、沸騰させる。皮や種を除き細かく刻んだ果実とレモン汁（果実重量の 3％強）を加え、弱火で煮た後、鍋底が見える程度までさらに煮詰める。なめらかなソースに仕上げたい場合は途中で毛の裏ごし器でこす。これを冷蔵庫で十分に冷やす。香り付けにブランデーやラム酒を加えてもよい。

栄養価（一人分）	エネルギー (kcal)	139	炭水化物 (g)	25.3
	たんぱく質 (g)	2.8	食物繊維 (g)	0.2
	脂　質 (g)	3.1	食塩相当量 (g)	0.1

■ 作り方

1. プリン型は水通しする。

2. 鍋にコーンスターチ、ブランマンジェ用のグラニュー糖を入れ、木じゃくしでよく混ぜ合わせる。次に水を加えてよく混ぜ、さらに牛乳を加えてよく混ぜ合わせる。

3. 2を混ぜながら加熱し、沸騰したら焦げないよう火から下ろして練り、再び火にかけて練る。
4～5分繰り返して、均一に糊化させ、火を止めてからバニラエッセンスを加える。

4. プリン型に3を分注し、氷水をはったバットに入れ、冷やし固める（ブランマンジェ）。

5. いちごは裏ごしして、ソース用のグラニュー糖、レモン汁、ブランデーを加えて混ぜる（フレッシュソース）。

6. 4を型から出して、皿に盛り付け、ソースをかける。

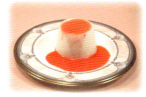

■ 調理のポイント

技 水をつけておくと出来上がったときに型から出しやすくなる。

技 粉類はあらかじめグラニュー糖と混合しておくと、だまになりにくい。

技 沸騰した後、光沢が出るまで4～5分練ることで、デンプンは十分糊化して、すっきり歯切れの良いテクスチャーになる。

技 糊化したデンプンは、冷却によりゲル化する。

技 毛の裏ごし器を用い、網の目が斜めになるように置き、木じゃくしを手前に引くように裏ごす。

技 酸味と香りを活かすため、加熱はしない。

技 とうもろこしデンプンは、透明度の低い白いゲルを作る。

パウンドケーキ

Disc 2　Chapter 033

材　料	可食量 (g) 1人分	可食量 (g) 8人分	目安量 (8人分)
薄力粉	12.5	100	
ベーキングパウダー	0.4	3	小さじ 3/4
無塩バター	12.5	100	
グラニュー糖 又は 砂糖	12.5	100	
たまご	12.5	100	

※ 型の大きさ：220 × 70 × 50 mm

★ memo ★

「パウンドケーキ」とは

バターケーキのうち、薄力粉・たまご・グラニュー糖・バターを 1 ポンド（454 g）ずつ用いたものをパウンドケーキという。

栄養価（一人分）	エネルギー (kcal)	209	炭水化物 (g)	22.2
	たんぱく質 (g)	2.6	食物繊維 (g)	0.3
	脂　質 (g)	11.9	食塩相当量 (g)	0.1

■ 作り方

1. クッキングペーパーを用意して型の大きさに合わせて切り、型に敷く。

2. 薄力粉とベーキングパウダーを合わせて、ストレーナー（こし器）で2回ふるう。

3. 無塩バターを泡立て器でクリーム状に練る。グラニュー糖を加えてなめらかになるまでさらに練る。

4. 3に溶きほぐしたたまごを少しずつ加えて、泡立て器でよくかき混ぜる。

5. 2の粉を加えて、ゴムベラで切るようにして手早く混ぜる。

6. 型とクッキングペーパーの間を生地で留める。

7. 隙間ができないように型に5を流し入れ、生地の中央をへこませる。180℃に予熱したオーブンに入れ、30分焼く。

8. ケーキクーラーの上に置いて、冷ます。

9. 人数分に切り分け、盛り付ける。

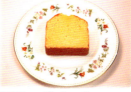

■ 調理のポイント

技 ベーキングパウダーの使用量は、薄力粉の 2～4％ である。

技 バターを練ることで空気が包含され、脆い仕上がりとなる。バターの配合量が多いほど、脆いテクスチャーとなる。

技 卵黄の乳化性を利用するために、少しずつ加える。

科 グルテンを形成しないよう、手早く混ぜる。砂糖は親水基を多く持つため吸水性が高く、グルテンの形成を阻害する。

科 高温で焼成することで表面を凝固させる。その後、ベーキングパウダーにより発生した二酸化炭素によって内部が膨張され、中央部が山型のケーキとなる。

47

シュークリーム

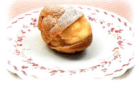

Disc 2　Chapter 034

材料	可食量(g) 1人分	可食量(g) 10人分	目安量(10人分)
無塩バター	4	40	
水	10	100	
A 薄力粉	5	50	
たまご(全卵)	5.5	55	1個
卵白	7.6	76	2個分
卵黄	3.4	34	2個分
グラニュー糖 又は砂糖	6	60	
B 牛乳	30	300	
コーンスターチ	3	30	
バニラオイル 又はバニラビーンズ			適量
粉糖			適宜

★ memo ★
シューの形と焼成温度

<一次加熱>　バター・水・薄力粉を混ぜたときの温度（二次加熱が適温の場合）

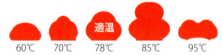

60℃　70℃　78℃(適温)　85℃　95℃

<二次加熱>

(低温: 大きく膺れるが形が丸い) (適温: 形も大きさも丁度よい) (高温: 形はよいが小さい)

栄養価 (一人分)	エネルギー(kcal)	127	炭水化物(g)	13.9
	たんぱく質(g)	3.5	食物繊維(g)	0.1
	脂質(g)	6.2	食塩相当量(g)	0.1

■ 下準備
① たまご1個 → 溶きほぐす
② たまご2個 → 卵黄と卵白に分ける
　→ それぞれを溶きほぐす

■ 作り方

1. 薄力粉を2回ふるう。
2. 鍋にAの水、無塩バターを入れ、加熱する。沸騰したら弱火にして薄力粉を加え、木じゃくしで手早くかき混ぜる。生地がまとまって鍋に付かなくなったら、火を止める（一次加熱）。
3. 生地が65℃程度になったら、①のたまごを少しずつ鍋に入れて混ぜる。木じゃくしで持ち上げたときにやっと落ちる程度の硬さになるように②の卵白を加えて調整する。
4. 生地を絞り出し袋に入れ、クッキングシートを敷いた天板に絞り出す。ぬらしたスプーンで、絞り出した生地の尖った部分をならす。霧吹きで表面に水をかける。
5. 200℃に予熱したオーブンの下段で15分焼き、180℃に設定温度を変え、さらに8分焼き（二次加熱）、そのままオーブン庫内でゆっくり冷ます。
6. 鍋に牛乳を入れて加熱し、40℃程度に温める。
7. 別の鍋に②の卵黄、グラニュー糖を入れ、木じゃくしでよく混ぜる。コーンスターチを加えて混ぜ、温めた牛乳を少しずつ加えながらかき混ぜる。よく混ぜながら加熱し、粘りが出たら火を止める。粗熱を取り、バニラオイルを加える（カスタードクリーム）。カスタードクリームを絞り出し袋に入れる。
8. シューの下から2/3のところに切れめを入れ、カスタードクリームを詰める。
9. 皿に盛り付け、茶こしを用いて粉糖を振る。

■ 調理のポイント

- 技　ふるうことで空気を含み、他の材料と混ざりやすくなる。
- 科　沸騰させないとデンプンの糊化は不十分で形が悪くなる。温度が高過ぎると糊化が進み過ぎ、膨らみが悪くなる。
- 科　卵黄が入ると乳化作用で生地が均一になる。
- 科　生地が熱過ぎるとたまごが凝固するので、65℃以下でたまごを加える。
- 技　シューは1.5倍程度に膨らむので間隔をあける。
- 技　霧を吹くと生地の乾燥を防ぐため表面にきれいな亀裂が入る。
- 科　シューは水蒸気により膨化する。
- 技　オーブン庫内でゆっくり冷ます。
- 科　急に冷ますと水蒸気の容積も急に減り、シューがしぼんでしまう。
- 技　グラニュー糖、牛乳、薄力粉でたまごの凝固温度は高くなり、クリーム状になる。
- 技　香料は揮発しやすいので、火から下ろして加える。
- 技　シューが完全に冷めてから、カスタードクリームを詰める。
- 技　茶こしを用いると均等に振ることができる。

クッキー

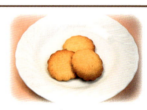

Disc 2　Chapter 035

材料	可食量(g) 1枚分	可食量(g) 20枚分	目安量(20枚分)
薄力粉	5	100	
ベーキングパウダー	0.1	2	
無塩バター	1.5	30	
グラニュー糖 又は砂糖	2.5	50	
たまご	1.5	30	
薄力粉（打ち粉）			適宜

★ memo ★
油脂のショートニング性

ショートニング性は、さくさくとした砕けやすいテクスチャーのことで、バターなどの可塑性の固体脂をしっかり撹拌して空気を抱き込ませた後、粉と混合することで得られる。

栄養価 (一枚分)	エネルギー(kcal)	42	炭水化物(g)	6.3
	たんぱく質(g)	0.6	食物繊維(g)	0.1
	脂質(g)	1.5	食塩相当量(g)	0.0

■ 下準備
① クッキングシート → 天板に敷く

■ 作り方

1. 薄力粉にベーキングパウダーを加えて2回ふるう。
2. 無塩バターを泡立て器でクリーム状に練り、グラニュー糖を加えてさらに練る。
3. 2に溶きほぐしたたまごを少量ずつ数回に分けて加え、泡立て器でよく混ぜ合わせる。
4. 1を加えて、ゴムベラで切るように手早く混ぜて、1つにまとめる。ラップに包んで、冷蔵庫で30分間ねかす。
5. 台とのし棒に打ち粉をする。生地を5mmの厚さにのばし、型で抜く。①の天板に、型で抜いた生地を並べる。170℃に予熱したオーブンで10〜15分焼く。ケーキクーラーの上に並べて冷ます。
6. 器に盛り付ける。

■ 調理のポイント

- 技　ベーキングパウダーの使用量は薄力粉の2〜4%にする。
- 科　バターを加えることでショートニング性が付与され、脆いテクスチャーとなる。さらにバターを練ることで空気が包含され、脆い仕上がりとなる。
- 技　卵黄の乳化性を利用するために、少しずつ加える。
- 技　グルテンを形成しないよう、切るように手早く混ぜる。
- 科　グラニュー糖は親水基を多く持つため、吸水性が高く、グルテンの形成を阻害する。
- 技　生地の両端に、クッキーの厚みに適した板や角材を置いてのばすと均一な厚さにしやすい。
- 科　加熱初期はバターの溶解により横に広がる。その後、ベーキングパウダーにより発生した二酸化炭素によって厚みが増す。

什錦炒飯（シヂヌチャオファヌ）(五目炒めご飯)

Disc 2　Chapter 036

材　料	可食量(g) 1人分	可食量(g) 2人分	目安量(2人分)
飯	150	300	
たまご	25	50	1個
油	2	4	小さじ1
焼き豚	15	30	
こねぎ 又は 葉ねぎ	10	20	約7本
油	5	10	小さじ2・1/2
うすくちしょうゆ	1.5	3	小さじ1/2
食塩	0.7	1.4	小さじ1/4弱
こしょう		0.01	少々
ごま油	1	2	小さじ1/2

★ memo ★
炒飯の作り方いろいろ

たまごを炒めるタイミング、方法は他にも色々ある。
◆ 飯を炒めた後に、溶きほぐしたたまごを加えて、さらに炒める方法
◆ 溶けたまごを半熟状に炒めた時点で飯を加え、飯をたまごでコーティングする方法
◆ 温かい飯と溶きほぐした卵をあらかじめ混ぜておき、炒める方法

栄養価(一人分)			
エネルギー (kcal)	393	炭水化物 (g)	57.1
たんぱく質 (g)	10.0	食物繊維 (g)	0.7
脂　質 (g)	12.3	食塩相当量 (g)	1.4

■ 下準備
① 飯を炊く (p.23 参照)

■ 作り方
1 焼き豚は5mm角に切る。
こねぎは5mm程度の小口切りにする。

2 中華鍋全体を熱し、鍋はだに沿わせて油を回し入れ、なじませる。
溶きほぐしたたまごを入れ、固まりかけたら、中華おたまで大きくかき混ぜ、砕き、ボールに移す。

3 中華鍋を熱し、油をなじませ、焼き豚を入れて炒める。
飯を入れ、食塩、こしょうで味付けし、鍋はだに広げ、焼くように炒める。
こねぎ、**2**のたまごを入れて、よく混ぜる。
鍋はだに沿わせてうすくちしょうゆを回し入れ、ごま油を加えて、混ぜながら炒める。

4 器に盛り付ける。

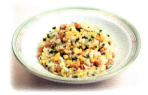

■ 調理のポイント

技 飯は加水量を米重量の約1.4倍にして、硬めに炊く。

技 油はたまご重量の約10%が適量。

技 硬めに炊いた温かい飯を用いる。粘りを出さないためには、高温、短時間で炒める。

技 しょうゆは油脂とともに加熱すると香ばしいにおいを出すので、接触面積を多くするために鍋の周囲（鍋はだ）から回し入れるとよい。

粽　子（ツォンズ）(中華ちまき)

Disc 2　Chapter 037

材　料	可食量(g) 1人分	可食量(g) 2人分	目安量(2人分)
もち米	80	160	
豚ばら肉	15	30	
豚もも肉	15	30	
ゆでたけのこ	10	20	
白ねぎ	10	20	
乾しいたけ	2	4	2枚
しょうが	2	4	
湯 水	80	160	
湯 鶏がらだしの素	1	2	
調味料 しょうゆ	4.5	9	大さじ1/2
調味料 酒	4	8	小さじ1・3/5
調味料 砂糖	2	4	小さじ1・1/3
調味料 食塩	0.5	1	小さじ1/6
ラード	5	10	小さじ2・1/2
油	5	10	小さじ2・1/2
竹の皮			2枚
タコ糸			適宜

★ memo ★
もち米の吸水量

浸漬によるもち米の吸水量は、うるち米（20～30%）より多く、十分に吸水させると40%である。望ましい仕上がりにするために20～50%の加水が加熱過程で必要である。

栄養価(一人分)			
エネルギー (kcal)	480	炭水化物 (g)	67.0
たんぱく質 (g)	11.5	食物繊維 (g)	1.8
脂　質 (g)	16.6	食塩相当量 (g)	1.2

■ 下準備
① もち米 → 洗米 → 3時間以上浸漬
② 竹の皮 → 重石をしてひと晩水につける
③ 乾しいたけ → 水で戻す　[Disc1 Chapter076]
④ ゆでたけのこ → 下茹で
⑤ 水＋鶏がらだしの素 → 加熱（湯：簡易的な方法）

■ 作り方
1 ①のもち米をザルにあげて水気をきる。

2 白ねぎはみじん切り、しょうがは皮をむいて、みじん切りにする。

3 ③のしいたけは、柄を取り5mm角に、④のたけのこも5mm角に切る。

4 豚ばら肉と豚もも肉を5mm角に切る。

5 中華鍋を熱し、ラードを入れ、**2**のしょうが、白ねぎを加え香りが出たら、**4**の豚肉を入れて強火で炒める。**3**のたけのこ、しいたけも加え、加熱し、⑤の湯、調味料を加え、沸騰後中火で2～3分煮る。

6 ザルにあげて、食材と煮汁に分ける。煮汁が米重量の0.5倍量(80g)あることを確認し、足りなければ水を加える。

7 中華鍋に油を熱し、もち米を中火で約2分炒め、**6**の煮汁を加えて汁が無くなるまで加熱する。**6**の食材を加えて混ぜる。

8 ②の竹の皮は水気を拭き取り、内側に油（分量外）を塗る。正四面体になるように、**7**を包み、タコ糸で縛る。

9 蒸気のあがった蒸籠で強火で30～40分蒸す。蒸し上がったら皿に移す。

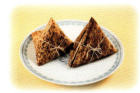

■ 調理のポイント

技 冷蔵庫でひと晩かけて浸漬することで、もち米を十分に吸水させる。

＜もち米の浸漬時間＞
冷蔵庫：ひと晩
常温（20～25℃）：3時間以上

技 ゆでたけのこを用いる場合でもチロシンやにおいを取り除くため、下茹でする。

技 ばら肉ともも肉を合わせて用いることで、脂肪のうま味と、肉のしっかりしたテクスチャーを得ることができる。

科 ねぎの香りアリシンはアリイナーゼによって生成される。

技 もち米の望ましい炊き上がりは、米の1.6～1.9倍である。0.5倍量の煮汁を加えることで、最終的にこの範囲に仕上がる。

科 炒めることで米表面が油でコーティングされ、中心への吸水が遅くなり、糊化を妨げる。一方、表面のデンプンは損傷し、糊化が進行するため、表面と内部のテクスチャーに違いが生じる。

技 芯が残りやすいため、加熱時間は長めにする。

中国料理　主食 / 調理例

乾焼明蝦（えびの炒め煮）
ガヌシャオミンシャ

Disc 2　Chapter 038

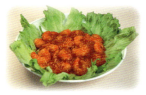

材料	可食量 (g) 1人分※	可食量 (g) 5人分	目安量 (5人分)
えび（むきえび）	50	250	
A　酒	2.5	12.5	小さじ 2・1/2
A　しょうゆ	0.8	4	小さじ 2/3
A　食塩	0.1	0.5	
A　しょうが汁	1	5	小さじ 1
B　かたくり粉	4	20	大さじ 2・1/5 強
B　卵白	1.6	8	
B　油	2.4	12	大さじ 1 強
油（油通し用）	2.5	12.5	適量
白ねぎ	10	50	
しょうが	2.4	12	
にんにく	2.4	12	
豆板醤	1	5	小さじ 1 弱
油（炒め用）	4	20	大さじ 1・2/3
合わせ調味料　湯　水	22	110	
合わせ調味料　湯　鶏がらだしの素	0.4	2	
合わせ調味料　ケチャップ	7.5	37.5	大さじ 2・1/2
合わせ調味料　酒	3.6	18	大さじ 1・1/5
合わせ調味料　砂糖	1.5	7.5	小さじ 2・1/2
合わせ調味料　酢	0.8	4	小さじ 4/5
合わせ調味料　食塩	0.8	4	小さじ 3/5
C　かたくり粉	1.5	7.5	大さじ 4/5 強
C　水	1.5	7.5	小さじ 1・1/2
レタス	25	125	

※ コース料理での1人分の量。主菜とする場合は、約2倍量が適量。

栄養価 (1人分)			
エネルギー (kcal)	175	炭水化物 (g)	10.8
たんぱく質 (g)	10.1	食物繊維 (g)	0.9
脂　質 (g)	9.2	食塩相当量 (g)	1.7

■ 下準備
①水＋鶏がらだしの素 → 加熱（湯：簡易的な方法）

■ 作り方
1. レタスを水にさらし、水気を拭き取り、盛り付ける器に合わせて適当な大きさにちぎる。
2. 白ねぎはみじん切りにする。しょうが、にんにくは皮をむいて、みじん切りにする。
3. ケチャップ、食塩、砂糖、酒、①の湯、酢、を合わせる（合わせ調味料）。
4. むきえびにAの食塩、しょうゆ、酒、しょうが汁で下味を付ける。
Bのかたくり粉をまぶし、卵白を加えてよく混ぜ、さらに油を加える。
5. 140～150℃でえびを油通しする。
6. 中華鍋に油をなじませ、しょうが、にんにく、白ねぎ、豆板醤を弱火で炒める。
7. 3の合わせ調味料を加えて加熱し、えびを入れる。
8. 煮立ったらCの水溶きかたくり粉を加えてとろみを付ける。
9. レタスを敷いた器の上に盛り付ける。

■ 調理のポイント
- 科 鋭い刃物でレタスを切ると細胞が切断され、ポリフェノールやポリフェノールオキシターゼが流出し、空気に触れて褐変しやすくなる。
- 技 ポリフェノールの酸化による褐変を防ぐため、手でちぎり、水にさらす。
- 技 炒め時間を短縮するために、中国料理では調味料をあらかじめ合わせておく。
- 技 かたくり粉と卵白で、えびを覆って、うま味と水分を保持する。油を加えることで、揚げ過程で衣に空隙が生じ、調味料となじみやすくなる。
- 技 ここでの油通しは、食材の発色を良くし、あらかじめ食材に火を通すことにより、加熱時間を短縮するために行う。
- 技 油通しの終了後、直ちに炒める操作を行う。
- 科 にんにく、ねぎの香りは、酵素アリイナーゼによって生成される。
- 技 かたくり粉は、素材によって2～3倍の水で溶き、鍋に回し入れ、全体に絡めて素早くとろみを付ける。

咕咾肉（酢豚）
クゥラオロウ

Disc 2　Chapter 039

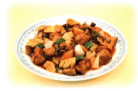

材料	可食量 (g) 1人分※	可食量 (g) 5人分	目安量 (5人分)
豚肩ロース肉	50	250	
A　しょうゆ	3	15	小さじ 2・1/2
A　しょうが汁	1	5	小さじ 1
A　こしょう		0.01	少々
かたくり粉	4	20	適量
油（油通し・揚げ用）	3	15	適量
たまねぎ	25	125	
ゆでたけのこ	12	60	
にんじん	7	35	
ピーマン	7	35	
乾しいたけ	2	10	5枚
油（炒め用）	5	25	
合わせ調味料　湯　水	25	125	
合わせ調味料　湯　鶏がらだしの素	0.2	1	
合わせ調味料　酢	10	50	1/4 カップ
合わせ調味料　しょうゆ	10	50	大さじ 2・4/5 弱
合わせ調味料　砂糖	6	30	大さじ 3・1/3
合わせ調味料　ケチャップ	5	25	大さじ 1・2/3
B　かたくり粉	2	10	大さじ 1 強
B　水	2	10	適量

※ コース料理での1人分の量。主菜とする場合は、約2倍量が適量。

栄養価 (1人分)			
エネルギー (kcal)	234	炭水化物 (g)	19.0
たんぱく質 (g)	12.1	食物繊維 (g)	2.1
脂　質 (g)	12.1	食塩相当量 (g)	2.2

調理例　中国料理　主菜

■ 下準備
① 乾しいたけ → 水で戻す　[Disc1 Chapter076]
② ゆでたけのこ → 下茹で
③ 水＋鶏がらだしの素 → 加熱（湯：簡易的な方法）

■ 作り方
1. ①のしいたけは、柄を取り四つ切りにする。
②のたけのこは2cm程度の乱切りにする。にんじんは2cm程度の乱切りにして下茹でする。たまねぎ、ピーマンは2cmの色紙切りにする。
2. 豚肉は2cm角に切り、Aのしょうゆ、しょうが汁、こしょうを入れて混ぜる。約10分おいて下味を付ける。
3. ③の湯、砂糖、酢、しょうゆ、ケチャップを合わせる（合わせ調味料）。
4. ピーマンは140℃で30秒弱油通しする。
5. 2の豚肉にかたくり粉をまぶし、170℃の油で2～3分揚げる。
6. 中華鍋を熱し、油をなじませ、しいたけ、たまねぎ、たけのこ、にんじんを加え、1分半～2分炒める。
7. 合わせ調味料を加え、煮立たせ、Bの水溶きかたくり粉をひと混ぜしてから加え、中華鍋全体を混ぜ合わせながらとろみを付ける。
8. 豚肉、ピーマンを加え、火を止め、皿に盛り付ける。

■ 調理のポイント
- 技 豚肉は、下味がよくしみ込み、加熱で縮まぬよう、包丁の先で小さく切り込みを入れる。
- 技 高温・短時間加熱でピーマンの緑色を安定させる。
- 技 豚肉にはしっかり火を通す。
- 技 油温が高いと表面だけが色付いて中まで火が通らないので注意する。
- 技 火の通りにくいものから順に炒める。
- 技 水溶きかたくり粉でとろみを付けるため、十分な液量が残るように煮立たせる。
- 技 水溶きかたくり粉の分量は、濃度をみながら加減する。
- 技 すでに火の通っているもの、加熱しなくても食べられるものは、熱いあんとからめるだけでよい。

炒青椒牛肉絲（牛肉とピーマンの細切り炒め）
チャオチンヂャオニュウロウス

Disc 2　Chapter 040

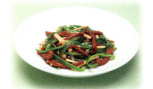

材　料	可食量(g) 1人分※	可食量(g) 2人分	目安量(2人分)
牛もも肉	40	80	
A しょうゆ	2	4	小さじ 2/3
A 酒	0.8	1.6	小さじ 1/3 弱
A かたくり粉	0.4	0.8	適量
ピーマン	35	70	
ゆでたけのこ	15	30	
にんにく	2	4	
白ねぎ	2	4	
油	4	8	小さじ 2
しょうゆ	3	6	小さじ 1
砂糖	0.8	1.6	小さじ 1/2
食塩	0.8	1.6	小さじ 1/4

※ コース料理での1人分の量。主菜とする場合は、約2倍量が適量。

■ 下準備
① ゆでたけのこ → 下茹で

■ 作り方
1. ピーマンは縦に切り、へたを取る。種を取り出して、せん切りにする。
2. ①のたけのこもせん切りにする。
3. にんにくは皮をむいて、みじん切りにする。白ねぎもみじん切りにする。
4. 牛肉は繊維に沿って4～5cmの長さのせん切りにし、Aの酒、しょうゆで下味を付けて、かたくり粉をまぶして140～150℃で油通しする。
5. 中華鍋に油をなじませ、にんにく、白ねぎを弱火で炒めて香りを出し、たけのこ、ピーマン、牛肉の順に加えて、強火で手早く炒める。
6. しょうゆ、砂糖、食塩を加え、手早く混ぜ合わせて火を止める。
7. 皿に盛り付ける。

■ 調理のポイント

技 牛肉は一般的なスライス肉より少し厚め（5mm弱）の方が適している。

技 かたくり粉をまぶして油通しすると、デンプンの糊化膜ができて肉のうま味が保持される。また、熱が肉に伝わりにくく、硬くなりにくい。

技 牛肉は油通しすると炒める時間を短縮できて、硬くなりにくい。140～150℃の低温で油通しする。

技 炒め油に、にんにく、白ねぎを入れてから火をつけ、焦げないように香りを移す。

技 ピーマンは、シャキッとした歯ざわりが残るように炒める。

★ memo ★
肉のせん切り
肉は繊維と平行にせん切りにすることで、筋肉組織が破壊されず、こま切れになりにくく美しく仕上がる。繊維を断つように垂直に切ると、筋肉組織を破壊し軟らかくなる。

栄養価(一人分)			
エネルギー (kcal)	136	炭水化物 (g)	4.9
たんぱく質 (g)	9.5	食物繊維 (g)	1.3
脂 質 (g)	8.4	食塩相当量 (g)	1.6

棒々鶏（蒸し鶏の辛味ごまだれかけ）
バンバンヂィ

Disc 2　Chapter 041

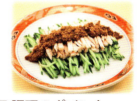

材　料	可食量(g) 1人分	可食量(g) 2人分	目安量(2人分)
蒸し鶏 鶏むね肉	40	80	
蒸し鶏 酒	2	4	小さじ 4/5
蒸し鶏 食塩	0.4	0.8	
蒸し鶏 白ねぎ(青い部分)	分量外	分量外	適宜
蒸し鶏 しょうが	分量外	分量外	適宜
きゅうり	40	80	2/3本
ごまだれ 煎りごま(白)	3.5	7	小さじ 2 強
ごまだれ しょうゆ	2	4	小さじ 2/3
ごまだれ 酢	2	4	小さじ 4/5
ごまだれ にんにく	1	2	
ごまだれ しょうが	1	2	
ごまだれ 白ねぎ(白い部分)	1	2	
ごまだれ 豆みそ	1	2	小さじ 1/3
ごまだれ 砂糖	1	2	小さじ 2/3
ごまだれ ごま油	0.8	1.6	小さじ 2/5
ごまだれ ラー油	0.4	0.8	
ごまだれ 豆板醤			少々
ごまだれ 鶏の蒸し汁※	5	10	小さじ 2

※ 鶏の蒸し汁が足りない場合は、湯（分量外）を加える。

■ 作り方
1. 鶏肉は酒、食塩で下味を付ける。耐熱皿に白ねぎ（青い部分）と薄切りにしたしょうがを入れ、下味を付けた鶏肉をのせる。
2. 蒸気のあがった蒸し器に、1を入れ、中火で約15分蒸し、火が通ったら冷ます（蒸し鶏）。
3. きゅうりは板ずりしてから、さっと洗い、斜め薄切りにしてから、せん切りにする。
4. にんにく、しょうがは皮をむいて、みじん切りにする。白ねぎもみじん切りにする。
5. 白ごまは軽く煎って、すり鉢ですり、にんにく、白ねぎ、しょうが、豆みそ、しょうゆ、砂糖、酢、ラー油、豆板醤、ごま油、鶏の蒸し汁を加え、混ぜ合わせる（ごまだれ）。
6. 冷ました蒸し鶏は、繊維に沿って棒状になるように切る（手でさいてもよい）。
7. 皿にきゅうりを敷き、中央に6を盛り、ごまだれをかける。

■ 調理のポイント

技 塊のまま蒸すことで、肉のうま味を逃がさない。

技 加熱時間は鶏肉の量により、調節する。

技 きゅうりのせん切りは上下に濃い緑色がくるように斜め薄切りにし、重ねてずらし、端から細く切る。

技 白ごまのかわりに当たりごまを用いてもよい。当たりごまとは、煎りごまを油が出るまですりつぶしたもの。

技 ごまだれは、別の器に入れて供するか、供する直前にかけて和える。

★ memo ★
棒々鶏
棒々鶏は、棒で肉をたたいて身をほぐしたことから名付けられた。

栄養価(一人分)			
エネルギー (kcal)	93	炭水化物 (g)	3.7
たんぱく質 (g)	10.5	食物繊維 (g)	1.0
脂 質 (g)	3.9	食塩相当量 (g)	0.8

★ memo ★
香味野菜
ねぎ、しょうがは、よく用いられる香味野菜である。肉の生臭さを消すと同時に脂質の酸化も防ぐ。

調理例　中国料理　主菜

芙蓉蟹（フゥロンシェ）（かに入り卵焼き）

Disc 2　Chapter 042

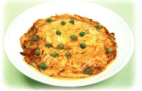

材料	可食量(g) 1人分	可食量(g) 2人分	目安量(2人分)
たまご	55	110	2個
ずわいがに（ゆで）	20	40	
A ゆでたけのこ	10	20	
A 白ねぎ	10	20	
A 乾しいたけ	1	2	1枚
A 油	4	8	小さじ2
食塩	0.5	1	小さじ1/6
酒	2.5	5	小さじ1
油	4	8	小さじ2
B 水(タン湯)	45	90	
B 鶏がらだしの素	1.5	3	
B 酢	3	6	小さじ1・1/5
B しょうゆ	2.3	4.6	小さじ3/4
B 砂糖	1.5	3	小さじ1
C かたくり粉	2.2	4.4	小さじ1・1/2弱
C 水	7.5	15	大さじ1
グリンピース（ゆで）	4	8	

※コース料理での1人分の量。主菜とする場合は、約2倍量が適量。

■下準備
① 乾しいたけ → 水で戻す　　[Disc1 Chapter076]
② ゆでたけのこ → 下茹で
③ グリンピース → 熱湯に通す
④ 水＋鶏がらだしの素 → 加熱（タン湯：簡易的な方法）

■作り方
1. かには身をほぐして、軟骨を取り除く。
2. ①のしいたけは柄を取ってせん切り、②のたけのこ、Aの白ねぎをせん切りにする。
3. 中華鍋を熱し、Aの油をなじませ、2を炒める。
4. 溶きたまごに、1と3を入れ、食塩、酒を加えて混ぜ合わせる。
5. 小鍋に④のタン湯、Bのしょうゆ、砂糖、酢を入れて煮立たせる。
6. 5にCの水溶きかたくり粉を加え、とろみを付ける。③のグリンピースを加えて、あんを作る。
7. 中華鍋を熱し、油をなじませ4を入れて全体をかき混ぜる。焼きながらたまごを寄せまとめ、裏返して火を止める。
8. 器に盛り付け、あんをかける。

■調理のポイント
- 技 生を用いる場合は塩茹でしておく。
- 技 卵白のみで作る方法もある。
- 技 卵液は湯などで、好みの濃度に希釈することができる。
- 技 あんでとろみを付けると、のどごしが良く、食べやすくなる。
- 技 中華鍋は熱して、油をまんべんなく行き渡らせ、たまごを一度に流し入れて、全体をかき混ぜる。
- 技 卵液は加熱調理の急激な水分蒸発により、膨張した良い食感になる。
- 技 あんをかけると冷めにくくなる。
- 技 1人分ずつ焼いたものを器に盛って供する場合と、数人分をまとめて焼いて器に盛り、食卓で切り分けて取り分ける場合がある。

栄養価 一人分			
エネルギー(kcal)	200	炭水化物 (g)	6.4
たんぱく質 (g)	10.9	食物繊維 (g)	1.1
脂質 (g)	13.8	食塩相当量 (g)	1.4

麻婆豆腐（マァブォドウフゥ）（豆腐と豚ひき肉の辛味煮）

Disc 2　Chapter 043

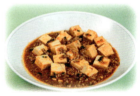

調理例／中国料理／主菜

材料	可食量(g) 1人分	可食量(g) 2人分	目安量(2人分)
木綿豆腐	75	150	
豚ひき肉（モモ）	30	60	
白ねぎ（白い部分）	2.5	5	
白ねぎ（青い部分）	2.5	5	
しょうが	2	4	
にんにく	1	2	
油	4	8	小さじ2
合わせ調味料 水(タン湯)	40	80	
合わせ調味料 鶏がらだしの素	1	2	
合わせ調味料 豆みそ	4	8	小さじ1・1/3
合わせ調味料 酒	4	8	小さじ1・1/2強
合わせ調味料 しょうゆ	3	6	小さじ1
合わせ調味料 豆板醤	1	2	小さじ2/5
A かたくり粉	1	2	小さじ2/3
A 水	7.5	15	大さじ1
ごま油			少々

※コース料理での1人分の量。主菜とする場合は、約2倍量が適量。

■下準備
① 水＋鶏がらだしの素 → 加熱（タン湯：簡易的な方法）

■作り方
1. 豆腐は2cm角に切り、湯通しする。ザーレンにあげ、水気をきる。
2. にんにく、しょうがは皮をむいて、みじん切りにする。白ねぎは白い部分と青い部分に分けて、それぞれみじん切りにする。
3. 豆みそ、豆板醤、しょうゆ、酒、①の湯を合わせる（合わせ調味料）。
4. 中華鍋を熱し、油をなじませ、みじん切りにしたにんにく、しょうが、白ねぎ（白い部分）を弱火で炒め、香りが出てから、豚ひき肉を加えて強火で炒める。さらに、合わせ調味料を加えて大きくひと混ぜし、豆腐は形をくずさないように加え、ひと煮立ちさせる。
5. Aの水溶きかたくり粉を入れてひと煮立ちさせ、とろみを付ける。白ねぎ（青い部分）、ごま油を加えて、火を止める。
6. 器に盛り付ける。

■調理のポイント
- 技 湯通しすることにより、豆腐がしまってくずれにくくなる。
- 技 豆腐を90℃以上の高温で長時間加熱すると、すだちという現象がみられる。これは加熱により脱水されて空洞ができたものである。すだちを防ぐには90℃以上で加熱しないこと、また食塩やデンプンを加えるのもよい。
- 技 かたくり粉（じゃがいもデンプン）は透明度が高く、粘度も高い。一方、加熱を続けることによるブレークダウンが大きいため、加熱終了直前に加える。

★ memo ★
ブレークダウン（粘度低下）

かたくり粉による粘性は、デンプン粒の膨潤による。デンプン粒が加熱され糊化することで粘度が高くなるが、加熱を続けるとデンプン粒の崩壊によって低下する。油脂が存在すると粘度低下は抑制される。

栄養価 一人分			
エネルギー(kcal)	179	炭水化物 (g)	3.9
たんぱく質 (g)	11.6	食物繊維 (g)	0.8
脂質 (g)	12.2	食塩相当量 (g)	1.1

鍋貼餃子（焼きぎょうざ）
グオティエジャオズ

Disc 2　Chapter 044

材　料	可食量（g） 1人分	可食量（g） 2人分	目安量（2人分）
豚ひき肉	35	70	
はくさい	15	30	
にら	7.5	15	
白ねぎ	5	10	
乾しいたけ	1	2	2枚
しょうが	0.5	1	
にんにく	0.5	1	
酒	2	4	小さじ 4/5
ごま油	0.5	1	小さじ 1/4
食塩	0.4	0.8	
こしょう		0.01	少々
ぎょうざの皮	36	72	12枚
油	5	10	小さじ 2・1/2
たれ 酢	4	8	小さじ 1・3/5
たれ しょうゆ	4	8	小さじ 1・1/3
たれ ラー油	0.2	0.4	

★ memo ★
点心について

鹹点心（シェンテンシン）は、甘くない点心を意味し、焼売、雲呑、餃子などがある。調理法は茹でる、蒸す、揚げるなどがある。
　甘味のある点心は、甜点心（ティエンテンシン）といい、饅頭、春餅、月餅、杏仁豆腐などがある。
　茶を飲みながら点心を食べることを飲茶（ヤムチャ）という。

栄養価（一人分）		
エネルギー（kcal）	248	
たんぱく質（g）	10.7	
脂　質（g）	11.6	
炭水化物（g）		23.0
食物繊維（g）		1.7
食塩相当量（g）		1.0

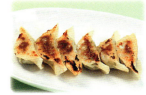

■ 下準備
①乾しいたけ → 水で戻す　[Disc1 Chapter076]

■ 作り方

1. はくさいを茹で、ザルにあげて冷まし、みじん切りにして、よく絞る。しょうが、にんにくは皮をむいてみじん切りにする。にら、白ねぎ、①のしいたけは柄を取り、みじん切りにする。

2. ボールにひき肉と 1 の食材を入れ、酒、ごま油、食塩、こしょうを加えて混ぜる。

3. 具は、作る個数に等分し、ぎょうざの皮で包む。

4. フライパンに油を熱し、餃子を並べる。

5. 30〜40mlの水を鍋はだに沿わせて回し入れ蓋をして、中火で水気が無くなるまで蒸し焼きにする。
蓋を取って焦げめを付け、火を止める。

6. 焦げめが付いた面を上にして盛り付ける。たれ（酢、しょうゆ、ラー油）を添える。

■ 調理のポイント

【科】水戻し中の酵素作用により、レンチニン酸から香り成分レンチオニンが生成する。また、うま味成分グアニル酸は、ヌクレアーゼ、ホスホモノエステラーゼがともに活性化しているため蓄積せず、基質が減少するのみである。よって、過度の戻し時間は好ましくない。

【技】はくさいは水分が多い食材であるため、よく絞っておかないと餃子の皮が破れる原因となる。

【科】練り過ぎると、ひき肉に含まれる塩溶性である筋原繊維タンパク質のミオシンやアクチンの影響で、加熱後は具が硬くなるため、軽く混ぜる程度にする。

【技】皮は乾燥すると包みにくくなるため、かたく絞ったぬれ布巾をかぶせて作業する。

焼　売（しゅうまい）
シャオマイ

Disc 2　Chapter 045

材　料	可食量（g） 1人分	可食量（g） 2人分	目安量（2人分）
豚ひき肉	50	100	
たまねぎ	20	40	
しょうが	1	2	
乾しいたけ	0.5	1	1/2枚
かたくり粉	5	10	大さじ 1強
酒	2.5	5	小さじ 1
しょうゆ	1.5	3	小さじ 1/2
ごま油	1	2	小さじ 1/2
砂糖	0.5	1	小さじ 1/3
食塩	0.4	0.8	
こしょう		0.01	少々
しゅうまいの皮	12	24	8枚
グリンピース（ゆで）	2	4	8粒
酢じょうゆ 酢	5	10	小さじ 2
酢じょうゆ しょうゆ	5	10	小さじ 1・2/3
からし（練り）			適宜

★ memo ★
蒸し物の科学

蒸し物は、水蒸気の潜熱（539 cal/g）を利用した加熱方法である。水蒸気は水よりも多くのエネルギーを持っているため、食品表面で水蒸気（気体）が水（液体）に変わるときに潜熱が生じ、これにより食品を加熱する。

栄養価（一人分）		
エネルギー（kcal）	193	
たんぱく質（g）	11.3	
脂　質（g）	8.8	
炭水化物（g）		15.0
食物繊維（g）		1.0
食塩相当量（g）		1.4

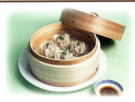

■ 下準備
①乾しいたけ → 水で戻す　[Disc1 Chapter076]

■ 作り方

1. ①のしいたけは柄を取り、みじん切りにする。たまねぎ、しょうがは皮をむき、みじん切りにする。

2. 豚ひき肉に食塩、しょうゆ、砂糖、酒、ごま油、こしょう、かたくり粉を加えて、よく混ぜる。

3. しいたけ、たまねぎ、しょうがを加えてさらに混ぜる。

4. 具は、作る個数に等分して、皮で包んでグリンピースをのせ、蒸籠に並べる。

5. 蒸気のあがった中華鍋に蒸籠をのせ、強火で10〜12分蒸す。中心まで十分火が通っていることを確認して、火を止める。

6. 器に盛り付け、酢じょうゆと練りからしを添える。

■ 調理のポイント

【科】水戻し中の酵素作用により、レンチニン酸から香り成分レンチオニンが生成する。また、うま味成分グアニル酸は、ヌクレアーゼ、ホスホモノエステラーゼがともに活性化しているため蓄積せず、基質が減少するのみである。よって、過度の戻し時間は好ましくない。

【科】豚ひき肉に食塩を加えてよく混ぜると、粘りが出て、加熱によって結着する。これは筋原繊維タンパク質のミオシンが溶出し、会合することによる。アクチンは、かまぼこなど食塩を多く含む場合にゲル強度を高める。

【科】しょうがに含まれるプロテアーゼは筋原繊維タンパク質のミオシン、アクチンを分解するため、酵素が作用しないよう最後に加える。

【技】しゅうまいの皮が触れ合わないように、間隔をあけて並べ入れる。

【技】竹串を中心部にさし、透明な肉汁が出ることを確認する。

調理例　中国料理　副菜

凉拌海蜇 (リャンバヌハイジ)（くらげの酢の物）

Disc 2　Chapter 046

材料	可食量 (g) 1人分	可食量 (g) 2人分	目安量 (2人分)
くらげ（塩抜き）	35	70	
A　酢	3	6	小さじ 1・1/5
A　しょうゆ	2	4	小さじ 2/3
きゅうり	20	40	1/3 本
ロースハム	4	8	
かけ酢　酢	9	18	大さじ 1・1/5
かけ酢　しょうゆ	8.5	17	大さじ 1 弱
かけ酢　砂糖	1.5	3	小さじ 1
かけ酢　ごま油	1.5	3	小さじ 3/4

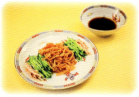

■下準備
① くらげ → 塩抜き

■作り方
1. ①のくらげは、せん切りにして、ザルに広げる。80℃の湯をかけ、冷水に放つ。水をきり、Aの酢、しょうゆで下味を付ける。
2. きゅうりは板ずりしてからさっと洗い、へたを切り落とす。4〜5cm長さの斜め薄切りにしてから、せん切りにする。
3. ハムは四辺を切って、せん切りにする。
4. 酢、しょうゆ、砂糖、ごま油を合わせる（かけ酢）。
5. 皿にくらげ、きゅうり、ハムを盛り合わせ、かけ酢を添える。

■調理のポイント
- 技 くらげは塩抜き・せん切りにされたものが多いが、塩くらげの場合は、アンモニア臭と塩分を抜くため、1日水に浸し、2〜3回水をかえながら戻す。コリッとした特有の弾力のある歯ごたえにするため、お湯の温度と時間に注意する。全体が平均にほどよく縮んだら冷水に放つ。
- 技 きゅうりのせん切りは上下に濃い緑色がくるように斜めに薄切りにし、重ねてずらして端から細く切る。
- 技 ハムのせん切りの長さはきゅうりに合わせる。四辺を切ってから四角形にしたものをせん切りにすると、長さの揃ったハムになる。

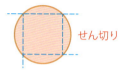
せん切り

- 技 あらかじめ、くらげ、きゅうり、ハムとかけ酢を混ぜ合わせて盛り付けてもよい。

栄養価 (一人分)			
エネルギー (kcal)	48	炭水化物 (g)	3.5
たんぱく質 (g)	3.5	食物繊維 (g)	0.2
脂質 (g)	2.1	食塩相当量 (g)	1.7

酸辣湯 (スワヌラァタン)（酸味と辛味のスープ）

Disc 2　Chapter 047

調理例／中国料理／副菜 汁物

材料	可食量 (g) 1人分	可食量 (g) 4人分	目安量 (4人分)
タン湯　水	150	600	3 カップ
タン湯　鶏がらだしの素	1	4	
A　鶏ささ身	8	32	
A　食塩	0.1	0.4	
A　かたくり粉	1	4	適量
ザーサイ※1	7	28	
絹ごし豆腐	25	100	
きくらげ（乾）	0.5	2	
酒	4	16	大さじ 1 強
食塩※2	0.5	2	小さじ 1/3
しょうゆ	1	4	小さじ 2/3
B　かたくり粉	1.5	6	小さじ 2
B　水	1.5	6	小さじ 1・1/5
たまご	12.5	50	M 1 個
こしょう		0.01	少々
酢	2	8	小さじ 1・3/5
ラー油			適量

※1　下記および p.57 の栄養価計算は、ザーサイの塩抜きをして食塩濃度が 1/3 になったと仮定したもの。
※2　ザーサイの塩抜き加減で、加える量を調整する。

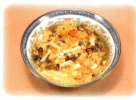

■下準備
① 水 + 鶏がらだしの素 → 加熱（湯：簡易的な方法）
② きくらげ → 水で戻す
③ ザーサイ → 塩抜き

■作り方
1. ③のザーサイは、長さ3cm程度のせん切りにする。豆腐は7〜8mm角、長さ3cm程度の拍子木切りにする。②のきくらげは石づきを取り、せん切りにする。
2. 鶏ささ身は筋を取り、そぎ切りにしてからせん切りにする。食塩で下味を付け、かたくり粉をまぶす。
3. ①の湯を沸騰させ、かたくり粉をまぶした鶏ささ身を入れる。あくを取り除きながら、加熱する。
4. ザーサイ、きくらげ、豆腐を加え、さらにあくを取り除きながら加熱する。
5. 酒、食塩、しょうゆを加えてBの水溶きかたくり粉でとろみを付ける。穴あき玉じゃくしを用いて、溶きほぐしたたまごを流し入れる。
6. 酢、こしょうで味を調え、ラー油を落とし、火を止める。
7. 器に盛り付ける。

■調理のポイント
- 技 ザーサイはそのまま用いると塩味が強いので、少し塩抜きをする。
- 技 豆腐はくずれやすいので少し太めに切る。
- 技 沸騰したところに入れた方が臭みが出ない。
- 技 鶏ささ身は、くっつかないようにほぐしながら入れる。
- 技 かたくり粉をまぶすことで糊化膜となり、鶏ささ身のうま味を逃さない。
- 技 沸騰した状態で、溶きほぐしたたまごを流し入れる。
- 技 かたくり粉は同量の水でといたものを入れ、濃度は汁に対して 1〜1.5% が適当である。かたくり粉は汁が冷めるのも防ぐ。
- 技 とろみが付いた汁に溶きたまごを加えると、たまごが均一に混ざり全体に分散するので、口あたりがなめらかで、きれいなかきたまごに仕上がる。
- 技 たまごは、高い位置から落とすほど細い糸状になる。
- 技 酢、ラー油を加えたら加熱しない。

栄養価 (一人分)			
エネルギー (kcal)	57	炭水化物 (g)	3.5
たんぱく質 (g)	4.9	食物繊維 (g)	0.7
脂質 (g)	2.1	食塩相当量 (g)	1.1

玉米湯 (ユィミィタン)（とうもろこしのスープ）

Disc 2　Chapter 048

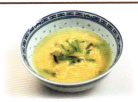

材　料	可食量 (g) 1人分	可食量 (g) 2人分	目安量 (2人分)
スイートコーン缶詰（クリームスタイル）	40	80	
たまご	10	20	
さやえんどう(絹さや)	5	10	4枚
きくらげ (乾)	0.3	0.6	戻し後約 4g
湯　水	120	240	
鶏がらだしの素	0.6	1.2	
食　塩	0.8	1.6	小さじ 1/3弱
こしょう		0.01	少々
A　かたくり粉	0.6	1.2	小さじ 1/2弱
水	2.5	5	小さじ 1

★ memo ★
スイートコーン
旬に取れるスイートコーンは、収穫時は甘味が強いが時間の経過に伴い糖分が分解して甘味が減るので、購入したらすぐに調理することが大切である。保存する場合は蒸すか茹でてから冷凍、または瓶詰めにするとよい。また、料理の用途に合わせてホール状、クリーム状（ブレンダーでつぶす）を用いる。

栄養価（一人分）			
エネルギー (kcal)	53	炭水化物 (g)	8.5
たんぱく質 (g)	2.1	食物繊維 (g)	1.0
脂　質 (g)	1.2	食塩相当量 (g)	1.1

■下準備
①きくらげ→水で戻す
②水＋鶏がらだしの素→加熱（湯：簡易的な方法）

■作り方
1. ①のきくらげは石づきを取り、せん切りにする。
2. さやえんどうは筋を取り、沸騰させて1％の食塩（分量外）を加えたお湯でさっと下茹でする。ザルにとり、せん切りにする。
3. 鍋に②の湯を入れ、スイートコーン、きくらげを加えて加熱する。
4. 沸騰したら食塩、こしょうで味を調え、Aの水溶きかたくり粉を加えて、とろみを付ける。
5. 穴あき玉じゃくしを用いて、溶きほぐしたたまごを流し入れて再沸騰させ、さやえんどうを加え、火を止める。
6. 器に盛り付ける。

■調理のポイント
技 とろみを付けることにより、①具の沈殿を防ぐ、②温度低下を防ぐ、③口あたりが良くなる。

技 汁が沸騰した状態でたまごを入れないと、汁が濁ってしまう。

奶豆腐 (ナイドゥフウ)（牛乳かん）

Disc 2　Chapter 049

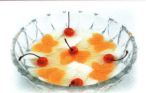

材　料	可食量 (g) 1人分	可食量 (g) 5人分	目安量 (5人分)
A　粉寒天	0.5	2.5	
水	50	250	
砂糖	7	35	
牛乳	50	250	
シロップ　水	50	250	
砂糖	20	100	
レモン (搾り汁)	9	45	1個 (45ml)
みかん (缶詰)	14	70	10粒
さくらんぼ (缶詰)	7	35	5粒

★ memo ★
シロップ液と奶豆腐の比重差
糖濃度 50％ まで煮詰めたシロップの比重は約 1.3 である。寒天濃度 0.5％、糖濃度 7％、牛乳濃度 50％ の奶豆腐の比重は約 1.1 で、シロップよりも軽いため浮き上がる。また、0℃時のショ糖の溶解度は 64.2％ なので、50％ 糖液は冷蔵庫でも結晶化しない。

杏仁豆腐
作り方 4 でアーモンドエッセンスを加えると、杏仁豆腐になる。ただし、本格的な中国料理では杏仁霜（杏仁の粉）を用いる。

栄養価（一人分）			
エネルギー (kcal)	154	炭水化物 (g)	33.7
たんぱく質 (g)	1.8	食物繊維 (g)	0.5
脂　質 (g)	1.9	食塩相当量 (g)	0.1

■下準備
①鍋 → 重量をはかる

■作り方
1. ①の鍋に分量の水を入れ、粉寒天を振り入れ、混ぜて約5分浸漬する。
2. 1を撹拌しながら煮溶かし、Aの砂糖を加え、約250gまで煮詰める。
3. 別の鍋で牛乳を約70℃まで温める。
4. 2に温めた牛乳を加えて混ぜる。
5. 盛り付け用の口の広い器に流し入れ、表面の泡を取り除く。粗熱を取り、冷蔵庫で冷やし固める（奶豆腐）。
6. シロップ用の水に砂糖を加えて煮溶かし、200g（糖濃度50％）に煮詰める。粗熱を取ってレモン汁を加える（シロップ）。
7. シロップを冷蔵庫で冷やす。
8. 奶豆腐がひし形になるように包丁で切れめを入れ、シロップを注ぎ、みかん、さくらんぼを飾る。

■調理のポイント
科 粉寒天は前もって戻す必要はないが、水に混ぜて約5分浸してから加熱すると溶解性が増す。

技 加熱中は寒天が鍋底に付着して焦げないよう、絶えず撹拌する。

科 砂糖を加えると水和性が増し、透明度が高くなる。

技 出来上がりの寒天濃度に影響するため、牛乳を加える前に出来上がり量から牛乳分を差し引いた重量にまで煮詰める。

技 寒天は40℃付近から凝固し始めるため、温度の低い副材料（牛乳）を加えると急激に固まってしまう。

技 牛乳を加えたら加熱、沸騰させない。

科 シロップは煮詰め具合によって甘さと比重が変わる。

技 シロップを冷やす時間を十分にとる。

技 シロップを注ぐと比重の差により奶豆腐が浮き上がり、切れめに隙間ができて美しい幾何学模様があらわれる。

抜絲地瓜 (バァスディグワ)（さつまいものあめ煮）

Disc 2　Chapter 050

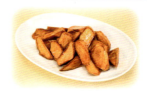

材料	可食量(g) 1人分	可食量(g) 5人分	目安量（5人分）
さつまいも	40	200	
油	1.2	6	適宜
飴 砂糖	12	60	
飴 酢	1	5	小さじ1
飴 油	2.4	12	大さじ1

★ memo ★
抜絲（砂糖の調理特性）

　抜絲は、濃厚な砂糖液を結晶化させないように、あめの状態で糖衣する調理である。砂糖の煮詰め温度が約140℃になると長く糸を引く。140～160℃になったとき、揚げたての熱い材料を入れて、あめ状の砂糖液を絡ませる。140℃の場合、冷たい材料を入れて撹拌すると結晶ができる。砂糖液に酸を加えて加熱するとショ糖の一部が転化糖に変わり、結晶化を防ぐことができる。140℃のあめの色は透明であるので銀絲という。160℃以上にすると、次第に色付いてカラメル化するので金絲という。金絲にするには、少量の油に砂糖を加えて加熱すると容易に160℃になる。あめ状の砂糖液は、熱いうちは糸を引くが、冷めると硬くなり糸を引かなくなる。材料に砂糖液を絡ませて油を塗った器に盛り、食卓に供されたらすぐに食べるようにする。

栄養価 一人分	エネルギー (kcal)	132	炭水化物 (g)	24.5
	たんぱく質 (g)	0.5	食物繊維 (g)	0.9
	脂質 (g)	3.7	食塩相当量 (g)	0.0

■作り方

1 さつまいもは皮をむき、乱切りにして、水にさらし、水気を拭き取る。

2 鍋に油を熱し150℃になったら、さつまいもを入れる。約5分経ったら竹串が通るのを確認し、180℃に温度を上げ、色を付けて取り出す。

3 鍋に油、砂糖、酢を入れ、弱火で加熱する。揚げたさつまいもを入れ、手早くかき混ぜる。

4 油（分量外）を薄く塗った皿に盛る。

■ 調理のポイント

- 科 さつまいもは切り口が空気に触れると、ポリフェノールオキシターゼの作用で褐変する。
- 技 いも類は、150～160℃の低温で揚げて火を通し、デンプンを糊化させ、取り出す直前に180℃に上げ、油切れを良くし、色を付けて取り出す。
- 技 砂糖を加熱するときにかき混ぜると再結晶化するため、溶けるまでかき混ぜない。
- 技 揚げたいもが熱いうちに、あめを絡ませないと結晶ができる。
- 科 酢を加えるのは、砂糖を転化させて再結晶化を防ぐためである。
- 技 温めた皿に、少量の油を塗って盛り付けると、さつまいもが皿にくっつかない。

★ memo ★
さつまいも

　さつまいもは、食物繊維を豊富に含む。ビタミンB_1、B_2、ビタミンC、カリウム、カルシウムなどを比較的多く含んでいる。
　切り口から出る白い乳状の粘液は、ヤラピンという樹脂配糖体である。ヤラピンは空気に触れると黒変の原因となる。緩下作用があり便秘解消に役立つといわれている。

調理例

中国料理

デザート

調理例の栄養価一覧表 (1人分)

※日本食品標準成分表2010を用いています
※ビタミンAはレチノール当量を用いています
※ビタミンEはα-トコフェロール値を用いています

掲載ページ	メニュー名	エネルギー kcal	たんぱく質 g	脂質 g	炭水化物 g	カリウム mg	カルシウム mg	マグネシウム mg	リン mg	鉄 mg	ビタミンA μg	ビタミンD μg	ビタミンE mg	ビタミンB1 mg	ビタミンB2 mg	ビタミンC mg	コレステロール mg	食物繊維総量 g	食塩相当量 g
30	えだまめご飯	244	6.0	1.8	48.1	172	15	26	91	1.0	4	0.0	0.2	0.11	0.04	5	0	1.3	0.6
30	炊き込みご飯	284	7.7	4.0	51.3	173	22	30	109	0.9	42	0.2	0.2	0.08	0.07	2	15	1.2	1.2
31	ちらし寿司	549	17.3	4.7	104.2	635	53	60	276	2.0	118	0.6	1.2	0.14	0.19	11	153	3.0	3.1
32	巻き寿司（細巻き）	142	3.0	0.4	30.3	169	15	18	54	0.5	40	0.1	0.2	0.04	0.05	6	0	1.0	0.8
32	巻き寿司（太巻き）	449	12.9	3.9	86.5	531	35	52	199	1.6	94	1.8	0.8	0.17	0.20	7	64	3.2	2.1
33	赤飯	312	6.8	0.9	66.1	182	10	32	107	1.1	0	0.0	0.1	0.10	0.02	0	0	1.9	0.0
33	鯵の姿焼き	67	11.4	1.9	0.1	205	15	19	127	0.4	6	1.1	0.1	0.06	0.11	0	42	0.1	1.4
34	鰤の照り焼き	297	22.2	17.6	6.5	505	17	36	151	1.5	50	8.0	2.0	0.24	0.38	6	72	0.5	1.8
34	鰈の煮付け	100	16.3	1.4	3.0	335	37	28	176	0.3	5	4.0	1.0	0.05	0.30	1	57	0.1	1.5
35	鯖の南蛮漬け	254	18.2	14.8	9.2	337	16	36	214	1.2	19	8.8	1.4	0.14	0.25	1	51	0.4	2.7
35	天ぷら	275	9.6	17.8	16.1	329	46	34	130	0.7	11	0.3	1.8	0.07	0.10	7	57	1.7	2.0
36	だし巻き卵	110	7.7	6.2	4.8	175	40	12	120	1.2	90	1.1	0.6	0.05	0.27	4	252	0.1	1.0
36	いりどり	152	8.5	7.8	12.9	350	29	28	114	0.6	103	0.4	0.5	0.08	0.14	12	39	3.1	1.8
37	南瓜の含め煮（そぼろあん）	113	4.1	1.1	21.1	400	15	26	59	0.6	252	0.0	3.7	0.07	0.10	32	8	2.7	1.2
38	炊き合わせ	109	6.1	3.5	12.3	141	81	22	124	0.9	209	0.0	0.4	0.04	0.05	7	0	1.2	1.9
38	茶碗蒸し	95	10.3	4.0	3.2	203	29	18	142	0.9	56	0.7	0.5	0.06	0.20	2	168	0.3	1.9
39	白和え	75	3.1	3.8	8.1	131	108	31	70	0.9	105	0.0	0.1	0.06	0.04	1	0	1.8	0.6
39	ほうれん草のお浸し	17	2.0	0.3	2.5	441	31	46	40	1.3	210	0.0	1.3	0.07	0.13	36	1	1.7	0.9
40	吉野鶏と菜の花の吸い物	33	5.6	0.2	2.0	223	22	16	74	0.4	19	0.0	0.2	0.04	0.07	13	13	0.5	1.6
40	味噌汁	41	3.4	1.6	3.3	127	27	24	64	0.7	8	0.0	0.1	0.04	0.04	2	0	1.0	1.5
41	水ようかん	55	2.6	0.2	10.7	16	9	8	23	0.8	0	0.0	0.0	0.01	0.01	0	0	2.0	0.0
41	利久饅頭	112	3.6	0.4	23.0	123	36	11	47	1.1	0	0.0	0.0	0.03	0.02	0	0	2.0	0.0
42	鮭のムニエル	262	19.4	13.0	15.5	572	28	38	223	0.8	62	25.6	1.7	0.19	0.20	37	64	1.5	1.4
42	白身魚のパピヨット（紙包み焼き）	243	15.8	18.1	1.2	420	29	29	191	0.6	108	4.9	2.1	0.22	0.10	9	87	0.6	1.0
43	ハンバーグステーキ	368	19.0	23.4	18.5	553	64	44	212	2.2	285	0.4	1.8	0.28	0.28	9	106	3.3	2.4
44	鶏もも肉のロースト	431	26.4	24.5	25.4	693	30	42	278	1.2	241	0.3	2.0	0.18	0.37	91	150	2.5	4.1
44	ビーフシチュー	674	17.7	49.6	34.7	865	37	47	198	1.5	345	0.4	1.8	0.20	0.24	35	114	3.6	3.2
45	オムレツ	232	12.7	18.8	0.8	148	64	12	191	1.8	205	1.9	1.2	0.07	0.45	2	442	0.0	1.1
45	オニオンスープ	193	4.4	12.7	13.0	183	145	15	113	0.9	49	0.0	0.2	0.02	0.06	8	20	1.5	1.5
46	カラメル・カスタードプディング	165	5.3	5.0	24.8	120	76	9	102	0.5	63	0.7	0.5	0.04	0.20	1	124	0.0	0.2
46	ババロア	172	4.5	11.9	11.3	84	69	6	93	0.5	121	0.7	0.5	0.04	0.12	0	137	0.0	0.1
47	ブランマンジェ	139	2.8	3.1	25.3	143	90	10	79	0.1	31	0.2	0.1	0.04	0.12	9	10	0.2	0.1
47	パウンドケーキ	209	2.6	11.9	22.2	50	21	3	48	0.4	118	0.3	0.5	0.02	0.06	0	80	0.2	0.2
48	シュークリーム	127	3.5	6.2	13.9	73	43	6	63	0.5	56	0.4	0.4	0.03	0.12	0	83	0.1	0.1
48	クッキー ※1枚分	42	0.6	1.5	6.3	12	5	1	10	0.1	14	0.0	0.1	0.01	0.01	0	6	0.1	0.0
49	什錦炒飯（五目炒めご飯）	393	10.0	12.3	57.1	157	29	19	141	0.8	57	0.5	1.3	0.18	0.17	7	112	0.7	1.4
49	粽子（中華ちまき）	480	11.5	16.6	67.0	295	12	33	152	1.1	2	0.4	1.0	0.31	0.12	2	26	1.8	1.2
50	乾焼明蝦（えびの炒め煮）	175	10.1	9.2	10.8	266	39	23	155	0.6	13	0.2	3.0	0.04	0.06	4	85	0.9	1.7
50	咕咾肉（酢豚）	234	12.1	12.1	19.0	418	18	28	145	1.0	55	0.4	1.5	0.40	0.21	10	34	2.1	2.2
51	炒青椒牛肉絲（牛肉とピーマンの細切り炒め）	136	9.5	8.4	4.9	249	11	18	97	1.4	12	0.0	0.6	0.06	0.12	27	27	1.3	1.6
51	棒々鶏（蒸し鶏の辛味ごまだれかけ）	93	10.5	3.9	3.7	265	57	33	123	0.7	15	0.0	0.2	0.07	0.07	7	28	1.0	0.8
52	芙蓉蟹（かに入り卵焼き）	200	10.9	13.8	6.4	135	49	17	141	1.3	83	1.2	2.1	0.05	0.27	2	245	1.1	1.4
52	麻婆豆腐（豆腐と豚ひき肉の辛味煮）	179	11.6	12.2	3.9	271	102	38	153	1.4	9	0.2	0.9	0.25	0.11	2	23	0.8	1.1
53	鍋貼餃子（焼きぎょうざ）	248	10.7	11.6	23.0	253	21	21	100	0.9	27	0.3	1.1	0.27	0.13	6	27	1.7	1.0
53	焼売（しゅうまい）	193	11.3	8.8	15.0	241	13	20	115	0.9	7	0.3	0.5	0.34	0.14	3	38	1.0	1.4
54	涼拌海蜇（くらげの酢の物）	48	3.5	2.1	3.5	92	10	12	47	0.4	6	0.0	0.2	0.04	0.03	5	12	0.2	1.7
54	酸辣湯（酸味と辛味のスープ）	57	4.9	2.1	3.5	146	30	18	69	0.7	19	2.4	0.2	0.04	0.08	2	58	0.7	1.1
55	玉米湯（とうもろこしのスープ）	53	2.1	1.2	8.5	87	9	10	41	0.5	19	1.5	0.2	0.02	0.07	4	42	1.0	1.1
55	奶豆腐（牛乳かん）	154	1.8	1.9	33.7	102	61	8	49	0.1	24	0.0	0.0	0.03	0.08	8	6	0.5	0.0
56	抜絲地瓜（さつまいものあめ煮）	132	0.5	3.7	24.5	188	16	10	18	0.3	1	0.0	1.1	0.04	0.01	12	0	0.9	0.0

日本食品成分表の改定後は、再計算値を小社ホームページに掲載いたします。

資料集

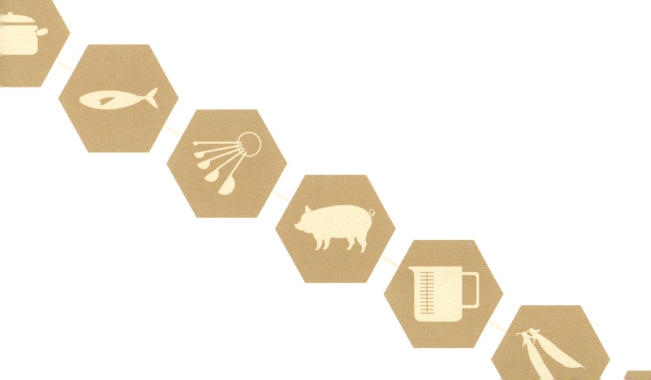

表1　計量カップ・計量スプーンによる重量表

(単位：g)

食品名	小さじ(5 ml)	大さじ(15 ml)	カップ(200 ml)
水	5	15	200
酒	5	15	200
酢	5	15	200
醤　油	6	18	230
味　噌	6	18	230
みりん	6	18	230
食　塩	6	18	240
並　塩（あら塩）	5	15	180
砂　糖（上白糖）	3	9	130
グラニュー糖	4	12	180
はちみつ	7	21	280
油	4	12	180
バター	4	12	180
ラード	4	12	170
牛　乳	5	15	210
生クリーム	5	15	200
トマトケチャップ	5	15	230
トマトピューレー	5	15	210
小麦粉（薄力粉・強力粉）	3	9	110
かたくり粉	3	9	130
コーンスターチ	2	6	100
ベーキングパウダー	4	12	150
パン粉	1	3	40
ご　ま	3	9	120
粉ゼラチン	3	9	130
こしょう	2	6	100

表2 野菜の旬（出回り時期）一覧

<50音順>

野菜類	1月	2月	3月	4月	5月	6月	7月	8月	9月	10月	11月	12月
青とうがらし						■	■	■	■			
青ねぎ、根深ねぎ	■	■									■	■
アスパラガス				■	■	■						
うど			■	■	■							
えだまめ						■	■	■				
オクラ						■	■	■	■			
かぶ			■	■	■					■	■	■
かぼちゃ						■	■	■	■			
カリフラワー				■	■						■	■
春キャベツ				■	■	■						
キャベツ	■	■	■	■	■	■	■	■	■	■	■	■
きゅうり						■	■	■	■			
きょうな（みずな）	■	■	■								■	■
ぎんなん									■	■	■	
グリンピース（えんどう豆）				■	■	■						
クレソン				■	■	■						
くわい	■											■
新ごぼう				■	■	■						
ごぼう			■							■	■	■
こまつな	■										■	■
さつまいも								■	■	■	■	
さといも								■	■	■	■	
さやいんげん					■	■	■	■				
さやえんどう（きぬさや）				■	■	■						
さんしょう（木の芽）				■	■							
さんしょう（実）						■						
ししとうがらし						■	■	■	■			
しそ（おおば）						■	■	■				
新じゃが					■							
じゃがいも										■	■	
しゅんぎく			■	■	■						■	■
新しょうが						■	■	■				
ズッキーニ						■	■	■				
せり	■	■	■								■	■
セロリー				■								
ぜんまい				■	■							
そらまめ				■	■							
だいこん	■	■	■								■	■
たけのこ				■	■							
新たまねぎ				■	■							
たまねぎ							■	■	■			

野菜類	1月	2月	3月	4月	5月	6月	7月	8月	9月	10月	11月	12月
たらの芽	■	■	■	■								■
チンゲンサイ			■	■	■					■	■	
とうがん							■	■	■			
とうもろこし						■	■	■				
トマト						■	■	■				
ながいも	■	■									■	■
なす						■	■	■	■	■		
なばな（なのはな）		■	■									
にがうり（ゴーヤ）							■	■	■			
にら				■	■	■	■	■				
にんじん	■	■							■	■	■	■
にんにく					■	■	■					
はくさい	■	■									■	■
パセリ			■	■	■				■	■	■	
パプリカ						■	■	■	■			
ピーマン						■	■	■	■			
ふきのとう		■	■									
ふき			■	■	■							
ブロッコリー	■	■	■								■	■
ほうれん草	■	■									■	■
三つ葉			■	■	■							
壬生菜（みぶな）	■	■	■									■
みょうが						■	■	■	■	■		
モロヘイヤ							■	■	■			
ゆりね	■											■
らっきょう					■	■	■					
レタス				■	■	■	■	■	■			
れんこん（はす）	■										■	■
わけぎ			■	■								
わらび			■	■	■							

きのこ類	1月	2月	3月	4月	5月	6月	7月	8月	9月	10月	11月	12月
えのきたけ	■	■								■	■	■
しいたけ									■	■	■	■
しめじ									■	■	■	■
なめこ									■	■	■	■
まいたけ									■	■	■	■
マッシュルーム								■	■	■	■	
まつたけ									■	■		

表3　果物の旬（出回り時期）一覧

<50音順>

果物類	1月	2月	3月	4月	5月	6月	7月	8月	9月	10月	11月	12月
あけび								■	■			
アセロラ						■	■					
あんず							■					
いちご			■	■								
いちじく								■	■	■		
うめ						■						
オレンジ	■	■	■	■	■	■	■	■	■	■	■	■
かき									■	■		
キウイフルーツ						■						
くり									■	■		
グレープフルーツ	■	■	■	■	■	■	■	■	■	■	■	■
さくらんぼ						■	■					
ざくろ										■		
すいか					■	■	■					
すもも						■	■					
西洋なし										■		
日本なし								■	■			
パイナップル					■	■	■	■				
パッションフルーツ						■	■					
バナナ	■	■	■	■	■	■	■	■	■	■	■	■
パパイア									■	■		
ピタヤ（ドラゴンフルーツ）												
びわ					■	■						
ぶどう								■	■			
ブルーベリー						■	■					
マンゴー							■	■				
マンゴスチン					■	■	■					
みかん	■	■										■
メロン						■	■					
もも							■	■				
ゆず・かぼす									■	■		
ライム	■	■	■	■	■	■	■	■	■	■	■	■
りんご										■	■	
レモン									■	■		

表4 魚介の旬（出回り時期）一覧

<50音順>

魚類

魚類	1月	2月	3月	4月	5月	6月	7月	8月	9月	10月	11月	12月
アジ（鯵）					■	■	■	■	■			
アナゴ（穴子）						■	■	■				
アマダイ（甘鯛）						■	■					
アユ（鮎）						■	■	■				
アンコウ（鮟鱇）	■	■										
イサキ（鶏魚）			■	■	■	■	■					
イワシ（鰯）									■	■	■	
マイワシ（真鰯）			■	■		■	■	■	■			
ウナギ（鰻）					■	■	■	■				
カツオ（鰹）				■	■							
カマス（梭子魚）	■	■								■	■	
真ガレイ（真鰈）	■	■										
イシガレイ（石鰈）					■	■	■	■				
カワハギ（皮剥）	■							■	■			
キス（鱚）					■	■	■					
キビナゴ（黍魚子）			■	■	■							
キンメダイ（金目鯛）	■											■
サケ（鮭）		■						■	■	■		
サバ（鯖）			■						■	■		
サヨリ（鱵）			■	■	■							
サワラ（鰆）				■								
サンマ（秋刀魚）								■	■	■		
シシャモ（柳葉魚）										■	■	
シマアジ（縞鯵）					■	■	■	■				
シラウオ（鮊）		■	■									
スズキ（鱸）						■	■	■				
タイ（鯛）			■	■	■							
タチウオ（太刀魚）							■	■	■			
タラ（鱈）	■	■										
トビウオ（鰧）				■	■	■	■					
ニシン（鰊）										■	■	
ハタハタ（鰰）											■	■
ハモ（鱧）						■	■					
ヒラメ（鮃）	■	■						■				

魚類	1月	2月	3月	4月	5月	6月	7月	8月	9月	10月	11月	12月
フグ（河豚）	■	■									■	■
ブリ（鰤）	■											■
イナダ（鰍）・ハマチ（魬）							■	■	■			
マグロ（鮪）	■											■
クロマグロ（黒鮪）	■	■										
メバル（鮴）					■	■	■					
ワカサギ（公魚）	■	■										■

貝類

貝類	1月	2月	3月	4月	5月	6月	7月	8月	9月	10月	11月	12月
アサリ（鯏）		■	■	■					■			
アワビ（鮑）							■	■	■			
真ガキ（真牡蠣）	■											■
岩ガキ（岩牡蠣）						■	■	■				
サザエ（栄螺）			■	■	■							
シジミ（蜆）	■					■	■					■
ハマグリ（蛤）		■	■	■								■
ホタテガイ（帆立貝）					■	■	■					

エビ・カニ類

エビ・カニ類	1月	2月	3月	4月	5月	6月	7月	8月	9月	10月	11月	12月
伊勢エビ（伊勢海老）									■	■		
車エビ（車海老）						■	■	■				
桜エビ（桜海老）				■	■							
芝エビ（芝海老）	■											
ズワイガニ（楚蟹）	■	■	■								■	■
タラバガニ（鱈場蟹）				■	■						■	■

イカ・タコ類

イカ・タコ類	1月	2月	3月	4月	5月	6月	7月	8月	9月	10月	11月	12月
アオリイカ（障泥烏賊）												
スルメイカ（鯣烏賊）							■	■				
ホタルイカ（蛍烏賊）				■	■							
ヤリイカ（槍烏賊）	■	■										■
真ダコ（真蛸）							■	■				

表5　肉の部位・肉質と適する調理法

肉の種類	部位		肉質	適する料理
牛肉	タン		硬い。	煮込み料理、焼肉
	ネック		硬く、筋が多い。ブイヨンの素材。長時間の煮込みでコラーゲンが溶出し軟らかくなる。	煮込み料理、スープ、ひき肉料理
	肩ロース		脂肪がほどよく分散し、きめも細かく軟らかい赤身の肉。	焼肉、ひき肉料理、しゃぶしゃぶ、スープ
	肩		硬い。よく運動する部分で筋肉質、エキス分の多い赤身の肉。	ひき肉料理、煮込み料理
	バラ	肩バラ	あばら骨に付いた肉で"胸"の方。赤身と脂肪が層となって交互に重なり、三枚肉ともよばれる。脂肪が多い。	焼肉、すき焼き、牛丼、煮込み料理、炒め物
		ともバラ	あばら骨に付いた肉で"腹"の方。赤身と脂肪が層となって交互に重なり、三枚肉ともよばれる。脂肪が多い。	焼肉、ショートリブ、煮込み料理、炒め物
	リブロース		とても軟らかく霜降りが多い肉。きめが細かく風味がある。	ステーキ、ローストビーフ、すき焼き、しゃぶしゃぶ
	サーロイン		ステーキ用最高級の肉質。軟らかく霜降りが多い。	ステーキ、しゃぶしゃぶ、すき焼き、ロースト
	ヒレ		きめ細かで軟らかく、脂肪が少ない赤身の肉。1頭の牛からほんのわずかしか取れない。	ステーキ、ロースト、シチュー
	らんいち（ランプ）		軟らかい赤身肉であっさり味。	タタキ、ステーキ、ロースト、すき焼き、焼肉
	しんたま		後ろ足の付け根の赤身の肉。きめ細かく、外側はやや硬い。	ローストビーフ、焼肉、煮込み料理、刺身、ユッケ
	もも	うちもも	内側のもも。脂肪が少ない赤身。	ローストビーフ、焼肉、煮込み料理、ひき肉料理
		そともも	外側のもも。脂肪が少なく赤身中心の肉。	ハム、コンビーフ、煮込み料理、ひき肉料理
	まえすね／ともすね		筋が多く非常に硬い肉。ブイヨンの素材。長時間の煮込みでコラーゲンが溶出し軟らかくなる。	ひき肉料理、煮込み料理、ブイヨン
	テール（尾）		煮込むとゼラチン化して軟らかくなる。	シチュー
豚肉	肩		やや硬い。	シチュー、カレー
	肩ロース		網状の脂肪で筋肉が包まれ、赤身との境にある。ロースよりこくがあり適度な脂肪。	とんかつ、ソテー、焼豚、酢豚、煮込み料理などほとんどの料理に対応する。
	ロース		外側に脂肪がのった風味の良い高級部位。軟らかい。	ソテー、とんかつ、酢豚、ロースト、しゃぶしゃぶ、すき焼き
	ヒレ		最もきめが細かく脂肪の少ない軟らかい部分。1頭から1kg程度しか取れない。	ソテー、とんかつ
	もも	うちもも	脂肪が少ない赤身の肉。色が薄く軟らかい。	ソテー、煮込み料理、焼き豚、ロースト
		そともも	脂肪が少ない赤身の肉。やや硬い。	ソテー、煮込み料理、焼き豚、ロースト
	バラ		三枚肉ともよばれる脂肪が多くこってりとした部位。	ソテー、角煮、シチュー、カレー、シチュー、炒め物、ベーコンなど。骨付きでスペアリブ
	すね		色が濃く硬い部位。長時間の煮込みで軟らかくなる。	ひき肉料理、煮込み料理、ブイヨン
	その他（豚足、耳）		コラーゲンに富んだ部分。煮込み料理に向く。	沖縄郷土料理など
鶏肉	ささみ		脂肪が少なく、繊維が短く軟らかい。	刺身、和え物、椀種、蒸し物、サラダ
	むね		脂肪が少なく軟らかい。	焼き物、煮込み料理、揚げ物、ソテー、蒸し物
	もも		筋肉質でやや硬いが、脂肪が多くこくがある。	焼き物、煮込み料理、揚げ物、ソテー、蒸し物、骨付きでロースト
	手羽先、手羽中、手羽元		脂肪とゼラチン質を多く含む。	揚げ物、煮込み料理、ロースト
	砂肝		胃の筋肉。こりこりした食感。	焼き鳥、揚げ物、煮込み料理
	レバー		肝臓部分。鉄分、ビタミンAが多い。	焼き鳥、炒め物

イラスト：米浪直子

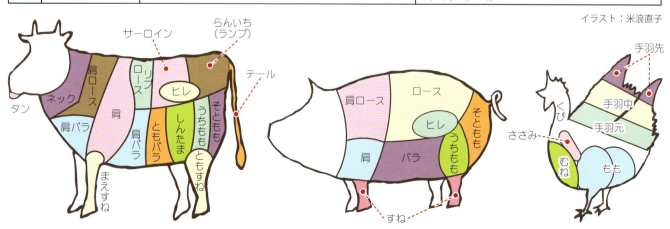

表6　乾物の戻し方と吸水量

乾物食品名		乾物重量2人分(g)	浸漬時間	方法※	重量変化率(倍)	料理例
うどん（乾）		160	約10分	麺の8〜10倍の沸騰したお湯で10分茹で、火を止めて3分蒸らす（商品によって茹で時間は異なる）。	3	きつねうどん 焼きうどん
そうめん（乾）		200	1〜2分	麺の10倍の沸騰したお湯で1分茹で、火を止めて1〜2分蒸らす。	3	冷やしそうめん にゅうめん
スパゲッティ（乾）		200	7〜13分	麺の8〜10倍の1.5％食塩の沸騰したお湯に入れて13分茹でる。	2.5	ペペロンチーノ カルボナーラ、サラダ
そ　ば（乾）		200	約5分	麺の8〜10倍の沸騰したお湯で5分茹でる（商品によって茹で時間は異なる）。途中2回差し水を行う。	2.5	ザルそば 天ぷらそば
焼き麩	（車　麩）	15	20分	水に浸す。	6	含め煮
	（小町麩）	2.5	5分		13	汁物、すきやき
はるさめ	（緑豆デンプン）	40	1分	沸騰したたっぷりのお湯で1分茹で、火を止めて蓋をして5分蒸らす。	3.5	炒め物、スープ
	（いもデンプン）	30	3〜4分	かぶる程度の沸騰したお湯に3〜4分浸す。	4	サラダ 酢の物
大　豆		60	5〜8時間	水洗後、4倍量の水につける。	2〜2.5	五目煮 チリコンカン
凍り豆腐（高野豆腐）		30	15〜25分	50〜70℃のお湯に浸す。膨潤したら取り出し、2〜3回水をかえながら水中で押し洗いする。	5〜7	含め煮
干し湯葉		8	2〜3分	ぬるま湯か水にさっとくぐらせて2〜3分おく。又は、ぬれ布巾に包み、約10分おく。	3〜4	吸い物 ゆば巻きあげ
かんぴょう		8	―	食塩を振りかけてよくもみ、水洗後、たっぷりの水に入れ、透明感が出て手でちぎれる程度まで茹でる。	7〜10	巻き寿司 昆布巻き
干しぜんまい		15	20分	ぬるま湯につけて手でよくもみ、そのまま20分茹で、一昼夜水に浸しておく。	4〜7	炒め煮 ナムル
切干し大根		15	30〜60分	たっぷりの水につけて戻す。急ぐ場合は、熱湯をかけて10分おく。	4〜6	炒め煮
ゆで干し大根		30	10〜20分	たっぷりの水につけて戻す。	2〜3	煮物 サラダ
きくらげ		2	10〜20分	ひたひたの水に20分浸す。	7〜10	五目炒め
乾しいたけ	（香　信）	4	5〜6時間	さっと水洗し、つかる程度の水につけて戻す。急ぐ場合は、約40℃のぬるま湯につける。	4	うま煮
	（冬　菇）	15	一晩		4.5	含め煮
こんぶ		10	15分	水1Lに15分浸す。	3〜4	昆布巻き
寒　天		2	30〜60分	水に浸す。	9〜10	牛乳かん 水ようかん
ひじき		18	20〜60分	水に浸した後、砂などを洗い落とす。急ぐ場合は、約50℃の湯につける。	6〜8.5	煮物、サラダ ひじきご飯
干しわかめ（カットわかめ）		2	5〜20分	水に浸す（肉厚のわかめは戻し時間が長く、重量変化は小さい）。	6〜14	若竹煮 わかめスープ
塩蔵わかめ		14	10分	洗って水に10分浸す。	1.5	魚の煮付けの添え物
干しだら（棒だら）		50	二昼夜	米のとぎ汁に一昼夜つける。とぎ汁を交換してさらに一昼夜つける。	2	いもぼう（エビいもと棒ダラの炊合わせ）
身欠きにしん		40	一昼夜	かぶる程度の米のとぎ汁につける。とぎ汁を交換してから茹でる。	2〜3	にしんそば
塩蔵くらげ		35	30分	60℃の湯通し後、水に30分浸す。	1.2	中国風和え物

※ 実際の浸漬時間・方法は商品の説明を確認のこと。

表7　飯・粥の水加減

米に対する加水量【飯】

（1カップ＝200 ml）

米の種類	水重量 （米重量を1として）	水容量 （米容量を1として）	飯のエネルギー （kcal/100 g）
うるち米（精白米）	1.5	1.2	168
うるち米（精白新米）	1.3	1	168
うるち米（精白古米）	1.6	1.3	168
うるち米（無洗米）	1.6	1.3	168
うるち米（玄米）	1.6〜1.8	1.3〜1.5	165
うるち米（胚芽精米）	1.7〜1.8	1.4〜1.5	167
もち米	1.1〜1.2	0.9〜1.0 ※	168

※もち米は加水の際、米容量より水容量が少ないため、炊飯器で炊きにくい。うるち米を混合して炊く場合が多い。

洗米と浸漬のポイント

- ◆ 洗米は一度目は手早く、水を2回取りかえてザルでよく水をきった後、表中の水量を加える。
- ◆ 浸漬は夏場（水温約15℃）で30分、冬場（水温約7℃）で1時間、十分に吸水させる。
- ◆ 胚芽精米は洗米しないで、1時間以上浸漬する。

米に対する加水量【粥】

（1カップ＝200 ml）

粥の種類	精白米 （カップ）	水 （カップ）	出来上がり重量に 対する米の割合（％）	粥のエネルギー （kcal/100 g）
全粥	1.0	5	20	71
七分粥	0.7	5	15	51
五分粥	0.5	5	10	36
三分粥	0.3	5	5	18

＊よく洗米した後、1時間以上浸漬する。

茶碗2杯分の炊飯

（1カップ＝200 ml）

	精白米	水	炊き上がりの飯
容量	1カップ	1.2カップ	大き目の茶碗2杯 （350〜365 g）

＊炊き上がりの飯重量は、米の2.2〜2.3倍となる。

炊飯のポイント

- ◆ 火を止めた後、10〜15分蓋を開けずに蒸して、周囲の水分を完全に吸収させ、米粒の中心部までデンプンを糊化させることで、ふっくらして甘味・つやが出る。

粥茶碗2杯分の全粥

（1カップ＝200 ml）

	精白米	水	炊き上がりの全粥
容量	0.5カップ	2.5カップ	粥茶碗2杯 （約450 g）

粥のポイント

- ◆ ふきこぼれに気をつけ、蓋をずらしておく。
- ◆ 弱火で40〜50分かけて炊き、火を止めた後、蓋をしたまま10〜15分蒸らす。決してかき混ぜない。

表8. 炊き込みご飯の味付けと具の割合

<精白米1カップ（200ml）使用時>

種類	水（重量）	食塩	醤油又はその他調味料	酒	具[1] 材料・調理のポイントなど	重量	米に対する割合（w/w）
日本料理の炊き込み飯（塩味）[2]							
豆ご飯	1.2カップ（240g）	2.4〜3.0g	—	—	豆類（えんどう豆、そら豆、枝豆など）※さやを除く	50g	30%
菜飯[3]	〃	〃	—	—	青菜（大根葉など）	25g	15%
栗ご飯	〃	〃	—	—	栗（皮むき後）	50g	30%
芋ご飯	〃	〃	—	—	さつまいも（さといもなど）	120g	70%
日本料理の炊き込み飯（醤油味）[2]							
炊き込みご飯（五目とり飯）	1.1カップ（220g）	1.0〜1.5g	醤油 9g	酒 7.5g	鶏肉・油揚げ・ごぼう・にんじん・しいたけ	合計 70g	40%
たけのこご飯	〃	〃	醤油 9g	酒 7.5g	ゆでたけのこ	70g	40%
きのこご飯	〃	〃	醤油 9g	酒 7.5g	きのこ類（松茸、しめじなど）	50g	30%
牡蠣ご飯	1カップ（200g）	—	醤油 11g	酒 20g	牡蠣	80g	40%
茶飯（桜飯）	ほうじ茶 1.2カップ（240g）	—	醤油 10g	—	—	—	—
西洋料理や中国料理の炊き込み飯							
バターライス[4]	1.1カップ（220g）※ブイヨン、塩分2.2g	—	バター 10g	—	※あらかじめ米をバターで炒め、炊き込む	—	—
ピラフ	1.0カップ（200g）※ブイヨン、塩分2.0g	0.4g	バター 10g ※塩分0.2g	白ワイン 7.5g	鶏肉 又は エビ・たまねぎ・その他 ※あらかじめ具と米をバターで炒め、炊き込む	合計 70g	40%
中国風菜飯	1.1カップ（220g）	—	醤油 18g 砂糖 1.5g	酒 7.5g	豚肉 又は 鶏肉・しいたけ・にんじん・たけのこ ※あらかじめ具のみ油6gで炒め、炊き込む	合計 70g	40%

炊き込みご飯の調理のポイント

※1 具材は、加熱直前に米の上にのせる。炊く前に混ぜると米が水面から出てしまい、十分に糊化できなくなってしまう。
※2 食塩や醤油は、米の吸水を阻害するため、浸水は水だけで行う。点火直前に醤油や清酒と水を交換し食塩を加える。
※3 醤油味にすると酸性下でクロロフィル（緑色）のフェオフィチン（茶褐色）への変化が促進されてしまうので、塩味を基本とする。
※4 洗米後にザルにあげて表面を乾かす。バターライスやピラフは約7%のバターであらかじめ炒めることにより、乾いた表面に油が浸透することで米表面の糊化が妨げられ、パラリとした炊き上がりになる。米を炒めた後、熱いブイヨンを加える。

表9. すし飯の種類

すし飯の水加減と合わせ酢

＜精白米1カップ（170g）使用時＞

味の種類	用途	加水量	合わせ酢※		
			酢	砂糖	食塩
甘め（関西）	いなり寿司（関西） ちらし寿司 茶巾寿司（関西）	1.0 カップ (200 g)	12 % (20 g)	3～5 % (5～9 g)	関西：1.0 % (2 g) 関東：1.5 % (2.5 g)
標準	いなり寿司（関東） 茶巾寿司（関東） 箱寿司 巻き寿司	1.1 カップ (220 g)	12 % (20 g)	2～3 % (3～5 g)	
甘さ控えめ	にぎり寿司 棒寿司 ※生魚を用いるもの	1.1 カップ (220 g)	15 % (25 g)	1～2 % (2～3 g)	

※ 精白米の重量に対する割合。

（1 カップ＝ 200 ml）

すし飯の調理のポイント
- ◆ 合わせ酢は、混ぜる直前に温めて砂糖を溶かしておく。
- ◆ 熱い飯と温めた合わせ酢を合わせて混ぜる。
- ◆ 合わせ酢が混ざったら飯を一気に冷やしながら水分を飛ばすが、飯粒がつぶれてしまうので、できるだけかき混ぜないようにする。

精白米1カップ（170g）でできる各種寿司の数量

種類	数量
ちらし寿司	2 皿
太巻き寿司	1.5～2 本
細巻き寿司	4～5 本
いなり寿司	8～9 個
にぎり寿司	10～15 個

表10. 食塩・砂糖の換算表

食塩の換算表　　　　　　　　　　　　　　　　　　　　　　　　（重量比）

	食塩含有率（%）	食塩に対する使用量比
食　塩	99.1	1
濃口醤油	14.5～16.0	6～7
淡口醤油	16.0～18.0	6
味噌（辛口）	10～13	8～10
味噌（甘口）	7～12	8～14
甘味噌	5～7	14～20

砂糖の換算表　　　　　　　　　　　　　　　　　　　　　　　　（重量比）

	砂糖含有率（%）	砂糖に対する使用量比
砂　糖	99.1	1
みりん	31.5	3

表11. 味噌の種類と特徴

原料による分類	麹の種類	味・色による分類		食塩濃度（%）	主な銘柄	主な産地
米味噌	米　麹	甘味噌	白	5～7	西京白味噌／讃岐味噌／府中味噌	近畿各府県、岡山、広島、山口、香川
			赤	5～7	江戸甘味噌	東京
		甘口味噌	淡色	7～11	相白味噌／中甘味噌	静岡、九州
			赤	10～12	御膳味噌／中味噌	徳島、その他
		辛口味噌	淡色	11～13	信州味噌／白辛味噌	関東甲信越、北陸、その他
			赤	12～13	仙台味噌／津軽味噌／秋田味噌／佐渡味噌／越後味噌／加賀味噌／北海道味噌	関東甲信越、東北、北海道、その他
麦味噌	麦　麹	甘口味噌	淡色系	9～11	-	九州、四国、中国地方
		辛口味噌	赤　系	11～12	-	九州、四国、中国、関東地方
豆味噌	豆　麹	辛口味噌	赤	10～12	八丁（三州）味噌／名古屋味噌	中京地方（愛知、三重、岐阜）

表12. 食塩濃度・砂糖濃度の調味パーセント

分類	料理名	対象	標準的な調味パーセント 食塩濃度(%)	標準的な調味パーセント 砂糖濃度(%)	味付けの調整※
ご飯物	炊き込みご飯	米 又は たき水	1.5 又は 1		具だくさん↑
	炒飯	飯	0.5～0.7		具が味付き↓（チャーシューなど）
	すし飯	米	1.5	1～5	
汁物	スープ・吸い物	だし	0.5～0.8		
	味噌汁	だし	0.6～0.8		貝類↓、豆腐↑
	具だくさん汁	だし	0.6～0.8		薬味加えると↓
煮物	シチュー	魚介・肉・野菜	0.6～0.7		魚介で↓
	おでん	だし	0.6～1	0.5～1	煮込み長時間で↓
	肉じゃが	肉・野菜	1.0～1.2	4～6	新じゃがいもで↑
	青煮	ふき・えんどう	1.2～1.5	3～5	
	いりどり	肉・野菜	1.2～1.5	5～7	弁当用などで↑
	ひじき煮	戻したひじき	1.2～1.5	5～7	長ひじきで↑、芽ひじきで↓
	くず煮・吉野煮	冬瓜・鶏肉・エビ	1.5	5～6	
	さといも煮付け	いも	1.5	5～6	弁当用などで↑
	煮魚（白身魚）	魚（白身魚）	1.5～2	5～6	姿煮で↑、切り身で↓
	味噌煮	魚（青背魚）	2	3～5	
	煮魚（青背魚）	魚（青背魚）	2～2.5	0～8	鮮度落ちた場合↑
焼き物	ハンバーグステーキ	肉・つなぎ	0.6～0.8		たれ、ソースの種類、量による
	卵焼き	たまご	0.6～0.8	0～10	関西風で↓、関東風（糖分）↑
	ムニエル	魚	0.8～1		バターソテーでは↓
	塩焼き	魚・鶏肉	1～2		姿焼きで↑、切り身で↓
	豚肉しょうが焼	豚肉	1.5～2		生野菜付け合わせれば↑
	照り焼き	魚・鶏肉	1.5～2	3	小さく（薄く）切って↓
炒め物	野菜炒め	野菜	0.8～1		大きく切って↑
その他	お浸し・煮浸し	野菜（生）	0.8～1.2		煮浸し↑
	即席漬け	野菜	1.5～2		細かく切って↓
	茶碗蒸し	たまご・だし	0.6～0.8		具材の量、下味による
	和え物・酢の物	具材	0.8	0～7	具材の量、下処理による
	野菜サラダ	野菜	0.5～1		細かく切って↓
	プリン・ゼリー	液体		10～12	硬めの場合↑

※ 調整↑は高いパーセントを採用、調整↓は低いパーセントを採用

味付け調整のポイント

◆ 食塩濃度は、0.5～2%の範囲が一般的である。多くの料理で生理食塩水に近い1%付近がおいしく感じられる。
◆ 砂糖濃度は、5～10%で塩味と組み合わせると甘辛い味になる。塩味を和らげる際には約3%の糖分と組み合わせるとよい。

表13. 基本のだし

	だしの種類	材料		だしの取りかた	用途
※1 和風だし	かつお節 一番だし	水	300 ml + 30 ml	◆方法① 沸騰したお湯に削りかつおを入れ、約1分間加熱後こす。 ◆方法② 90℃のお湯に削りかつおを入れ、沸騰後直ちに火を止め、こす。	上等な吸物 薄味の煮物 など
		削りかつお （出来上がり量の2～4%）	6～12 g		
	かつお節 二番だし	水	150 ml + 15 ml	水に一番だしのだしがらを加え、沸騰後3分間煮出してこす。	煮物一般
		一番だしのだしがら			
	昆布だし	水	300 ml + 30 ml	◆方法① 昆布に切り込みを入れて、水に30～60分浸漬する（水出し法）。 ◆方法② 表面を拭いて水から中火で煮出し、沸騰直前で取り出す。	すし飯 精進料理 など
		昆布 （出来上がり量の2～4%）	6～12 g		
	かつお節・昆布の 混合一番だし	水	300 ml + 30 ml	水に、拭いた昆布を入れて加熱し、沸騰直前に取り出す。 削りかつおを加えて、沸騰後直ちに火を止め、こす。	上等な吸物 薄味の煮物 茶碗蒸し など
		削りかつお・昆布 （それぞれ1～2%）	各3～6 g		
	かつお節・昆布の 混合二番だし	水	150 ml + 15 ml	水に一番だしのだしがらを入れ、沸騰後3分間煮出してこす。	煮物一般
		一番だしのだしがら			
	煮干しだし	水	300 ml + 30 ml	◆方法① 水に30分浸漬後中火で加熱し、沸騰後1分煮出してこす。 ◆方法② 水から入れ、沸騰後2～3分煮出してこす。	味噌汁 うどん汁
		煮干し （頭とはらわたを取り除いたもの） （出来上がり量の3～4%）	9～12 g		
	精進だし	水	300 ml + 60 ml	材料を水に1～5時間浸漬し、うま味成分を溶出させる。	精進料理
		かんぴょう・しいたけ （出来上がり量の3～5%）	9～15 g		
※2,3 洋風だし	ブイヨン （スープストック）	水	600～650 ml	鶏骨は熱湯をかける。 肉は2～3cm角に切り、これらを深鍋に水とともに入れて中火で加熱する。 沸騰後あくを取り、香味野菜と香辛料を加え、弱火で1時間煮出してこす。 ※鶏骨や牛肉だけでスープを取ることもある。その場合は出来上がり量の約50%の量を用いる。 複数の種類の肉を用いずに鶏肉だけでだしをとったものをチキンブイヨン、牛肉だけでだしをとったものをビーフブイヨンという。	各種スープ ソース類
		鶏骨 （出来上がり量の30%）	100 g		
		牛すね肉 （出来上がり量の20%）	60 g		
		たまねぎ、にんじん、セロリ （出来上がり量の20%）	60 g		
		粒こしょうなど香辛料			
※2,3 中国風だし	湯(タン)	水	600～650 ml	鶏骨は熱湯をかける。 肉は2～3cm角に切り、これらを深鍋に水とともに入れて中火で加熱する。 沸騰後あくを取り、長ねぎ、しょうがと酒を加え、弱火で1時間煮出してこす。	スープ 煮込み 炒め物
		老鶏肉、鶏骨、豚赤身肉 （合計出来上がり量の20～40%）	60～120 g		
		長ねぎ	10～30 g		
		しょうが	10 g		
		酒	10 ml		

※1 元の水の量に削りかつおや昆布の吸収分と蒸発分を加えておく。
※2 ブイヨン・湯(タン)は、出来上がり量の2倍の水から煮始める。
※3 ブイヨン・湯(タン)は、大量であれば約2時間煮出すとよい。

表14. 汁の配合割合

<4人分>

種類		4人分の容量	容量の比率：適する材料・原料例			1人分の容量（食塩量）	調理法
			だし※1	醤油	みりん※2		
うどんのかけ汁※3	関東	1,200 ml（6カップ）	10（5カップ）	1（1/2カップ）	1（1/2カップ）	300 ml（食塩5.0 g）	水からつけた昆布を沸騰前に取り出し、約10%煮詰めてこす。
			昆布　　1% 削りかつお　2%	濃口醤油	—		
	関西		15（5・1/2カップ）	1（1/3カップ）	0.5（大さじ2＋小さじ1）	300 ml（食塩3.3 g）	水からつけた昆布を沸騰前に取り出し、削りかつおをひと煮立ちさせてこす。
			昆布　　1% 削りかつお　3% （又はまぐろ節）	淡口醤油	—		
そばのつけ汁	濃い	400 ml（2カップ）	3（1・1/5カップ）	1（大さじ5＋小さじ1）	0.5〜0.8（大さじ5＋小さじ1）	100 ml（食塩4.0 g）	鍋に削りかつおを入れ、ひと煮立ちさせてこす。
			削りかつお　3%（厚削り）	たまり醤油	—		
	薄い	480 ml（2・1/3カップ）	4（1・2/3カップ）	1（大さじ5）	0.5〜1（大さじ5）	120 ml（食塩3.8 g）	
			削りかつお　3%	濃口醤油	—		
天汁	関東	240 ml（1・1/5カップ）	4（4/5カップ）	1（大さじ3）	1（大さじ3）	60 ml（食塩2.3 g）	水からつけた昆布を沸騰前に取り出し、削りかつおを加え、ひと煮立ちさせてこす。
			削りかつお　2% だし昆布　1%	濃口醤油	—		
	関西		4（4/5カップ）	1（大さじ3）	1（大さじ3）		
			昆布　　1% 削りかつお　3%	淡口醤油	—		

配合のポイント

※1　顆粒だしを溶かしただしを使用する場合は、顆粒だしの塩分を考慮して醤油を減らす。
※2　みりんが無い場合は、みりんと同量の酒と、みりんに対し重量比1/3の砂糖にかえてもよい。
※3　さぬきうどんのかけ汁には、いりこだしも使用する。

表 15. 合わせ酢（調味酢）の種類と配合割合

＜下処理した食材[※1] 100g に対する使用量＞

種類		酢 (%)	醤油[※2] (%)	砂糖 (%)	だし (%)	添加食材 (g)	適する材料
基本	二杯酢	8～10	10	—	6～8	—	魚介類（アジ・ナマコ・牡蠣）、野菜、海藻
基本	三杯酢	8～10	10	3 （みりん[※4] 10）	0～10	—	野菜、海藻、鶏肉、魚介類（カニ、エビ、貝類）
基本	甘酢	10	— （食塩0.8%を用いてもよい）	7～10	—	—	新しょうが、だいこん、れんこん、らっきょう、かぶ・果物
応用	ポン酢 （ポン酢醤油）	柑橘類の搾り汁[※3] 10	10	みりん[※4] 0～5	0～10	—	白身魚、鶏肉、野菜
応用	黄身酢	10	塩 1.5	5～10	5～10	卵黄 15 （たまご1個分）	エビ、とり貝、きゅうり、うど
応用	黄身酢	（調合方法）卵黄を加え、とろみが付くまで湯煎にかけながらよく混ぜる。直火にはかけない。					
応用	土佐酢	二杯酢・三杯酢のいずれかの分量				かつお節 1.5 （大さじ2）	魚介類、野菜、海藻
応用	土佐酢	（調合方法）かつお節を加え、ひと煮立ちさせてこす。					
応用	みぞれ酢	二杯酢・三杯酢・ポン酢のいずれかの分量				大根おろし20 （大さじ1）	イクラ、タコ、野菜、きのこ
応用	みぞれ酢	（調合方法）大根おろしを加え混ぜる。					
応用	ごま酢	三杯酢の分量				すりごま 5～10 （大さじ1～2）	鶏肉、野菜
応用	ごま酢	（調合方法）すりごまを加え混ぜる。					
応用	南蛮酢	三杯酢の分量				焼きねぎ 5 唐辛子 0.5	魚や肉を揚げたもの
応用	南蛮酢	（調合方法）ひと煮立ちさせて焼きねぎと唐辛子を加え材料をつける。					
応用	タデ酢	二杯酢の分量				タデの葉 1～2枚 （大さじ1/2）	アユ、コイ
応用	タデ酢	（調合方法）刻んだタデの葉を加え混ぜる。					
応用	しょうが酢	二杯酢又は三杯酢の分量				しょうが搾り汁又はおろししょうが （小さじ1/2）	たたき（カツオ）、ウナギ、きゅうり
応用	しょうが酢	（調合方法）しょうが搾り汁又はおろししょうがを加え、混ぜる。					

※1 魚介類は酢締め、塩締め、酢洗いなど、野菜類は下茹で、塩もみなどで食材の脱水、あく抜きなど下処理をしておく。
※2 醤油の色を嫌う場合は、淡口醤油か食塩にかえる（醤油6g＝食塩1g）。
※3 酸味が足りない場合は酢を補う。
※4 みりんは、アルコール分を飛ばすため、ひと煮立ちさせて冷ましたものを用いる。

まろやかな合わせ酢の作り方

◆まろやかな合わせ酢には、穀物酢より果実酢や米酢などを用いる。
◆穀物酢を用いる場合は、温めて酸味を飛ばす。
◆上表の配合割合よりも、酢を減らす、砂糖やだしを増やすことで、酸味がやわらぐ。

表16. 和え衣の割合

<下処理した食材100gに対する使用量[※1]>

種類	主な材料	食塩濃度 (食塩・醤油・味噌)	砂糖濃度 (砂糖・みりん)	その他(だし・酢)	適する材料
ごま和え	白ごま[※2,4]:10% (大さじ1)	食塩:1.5% (小さじ1/4) 又は 淡口醤油:9% (大さじ1/2)	砂糖:5% (大さじ1/2)	―	白菜、キャベツ、さやいんげん
	黒ごま[※3,4]:10% (大さじ1)	醤油:10% (小さじ1・1/2)			春菊、ほうれん草、大根葉、青菜
ごま酢和え	ごま:10% (大さじ1)	食塩:1.5% (小さじ1/4)	砂糖:10% (大さじ1)	酢:10% (小さじ2)	ごぼう、鶏肉、アジと野菜(きゅうり)
味噌和え	―	八丁味噌:15% (大さじ1)	みりん:15% (大さじ3)	―	ウド、たけのこ、山菜、ワカメ
酢味噌和え	―	白味噌[※5]:15% (大さじ1)	砂糖:5〜10% (大さじ1/2〜1)	酢:10% (小さじ2)	
辛子酢味噌	溶き辛子:1.3% (小さじ1/2)				青柳(その他の貝類やイカ)と、わけぎなどの野菜
ピーナッツ和え	ピーナッツ(炒)[※4] 又は ピーナッツバター 15〜20% (大さじ2)	醤油:10% (小さじ1・1/2) 又は 食塩:1.5% (小さじ1/4)	砂糖:10% (大さじ1)	煮出し汁:5% (小さじ1)	さやいんげん、ほうれん草、にんじん、さといも、にら、春菊
白和え	豆腐:50% (半分量に絞る)	白味噌[※5]:15% (大さじ1) 又は 食塩:1.5% (小さじ1/4)	砂糖:3〜10% (大さじ1/3〜1)	―	にんじん、だいこん、こんにゃく、しいたけ、ほうれん草、ひじき
白酢和え	白ごま[※2,4]: 5〜10% (大さじ1/2〜1)	食塩:1.5% (小さじ1/4)		酢:10% (小さじ2)	たけのこ、ふき、れんこん、クラゲ
木の芽和え[※6]	木の芽:2% (10枚程度)	白味噌[※5]:15% (大さじ1)		―	たけのこ、うど、イカ、貝類、豆腐
卯の花和え[※7]	おから:20% (大さじ2) 卵黄:10% (小さじ2)	食塩:1.5% (小さじ1/4)	砂糖:5〜10% (大さじ1/2〜1)	酢:10% (小さじ2)	酢締めや昆布締めの魚介類
おろし和え (みぞれ和え)	大根おろし:50% (半分量に絞る) (大さじ3.5→2)	食塩:1.5% (小さじ1/4)	砂糖:5% (大さじ1/2)	酢:0〜10% (小さじ0〜2)	きくらげ、きゅうりとりんご、にんじん、トマト、サーモン、エビ
ずんだ和え (枝豆和え)	枝豆:30% (1/4カップ)	食塩:1.5% (小さじ1/4)	砂糖:5〜10% (大さじ1/2〜1)	―	れんこん、なす、さといも、鶏肉
ウニ和え[※8]	練りウニ:10% (小さじ2) 卵黄:5% (小さじ1)	―	みりん:3% (小さじ1/2)	―	イカ、クラゲ
辛子和え	練り辛子:1% (小さじ1/5)	醤油:10% (小さじ1・1/2)	砂糖:3% (小さじ1)	―	菜の花、酢取り魚、貝類、なす、いんげん、青菜
梅肉和え	梅干し:7〜10% (10gのもの1個)	― (梅干しの食塩2g)	みりん:3% (小さじ1/2)	―	れんこん、ながいも

※1 和える食材は、下茹で・塩もみなどで脱水した食材に対する使用量。
※2 白く仕上げる場合。
※3 黒ごまの香ばしい風味を活かす場合。
※4 ごま、ピーナッツはすり鉢でよくすり、なめらかにすると口あたりが良くなる。
※5 西京味噌は2倍量にする。
※6 ほうれん草の葉先などで緑を強くする場合がある。
※7 材料を全て混ぜ、湯煎でパラリとするまで炒り、"炒り卯の花"にしてから材料と和える。
※8 生のウニを使用した場合のみ0.5〜1%の食塩。

和え衣のポイント
◆ 和え衣は、材料100gに対して大さじ1〜2程度の分量になるように用意する。その際、食塩を1.5g程度含むように調味すると、ほどよい味になる。
◆ 和え衣と材料は衛生面から和える前に両方とも冷ましておき、水っぽくなるのを防ぐため、提供直前に和える。
◆ 和え物の1人分の分量は、50〜75g程度が適量。

表17．魚・肉料理のつけ汁・たれ類の配合割合

<材料100gに対する使用割合・量>

料理	代表的な主材料	食塩濃度 (食塩・醤油・味噌)	砂糖濃度 (砂糖・みりん)	その他 (酒・酢など)	調理のポイント
かば焼き	ウナギ アナゴ サンマ	2％ (醤油：12g)	5〜6％ (みりん：6g ＋ 砂糖：4.5g)	―	たれは、材料をそれぞれ合わせ、容量が20％程減るまで煮詰めておく。主材料を素焼きし、焼き色が付いたらたれを付けて照りを出す。たれを付けた後は、火を少し弱める。
魚の照り焼き	ブリ	2％ (醤油：12g)	5〜6％ (みりん：3g ＋ 砂糖：4.5g)	酒：2.5g	
肉の照り焼き	鶏肉	3％ (醤油：16〜18g)	7〜8％ (みりん：12g ＋ 砂糖：3g)	―	
しょうが焼き (甘口)	豚肉	2％ (醤油：12g)	3％ (みりん：12g)	おろししょうが：3g	しょうがは洗ってすりおろし、調味料と合わせてつけ汁を作る。つけ汁への豚肉のつけ込み時間は、約20分。
しょうが焼き (辛口)	豚肉	2％ (醤油：12g)	―	酒：10g ＋ おろししょうが：3g	
竜田揚げ	アジ サバ 鶏肉	2％ (醤油：12g)	―	酒：7.5g ＋ しょうが搾り汁：7.5g	つけ汁に魚の場合は10分、肉の場合は15〜20分つけておく。その後、片栗粉をまぶして油で揚げる。
南蛮漬け	アジ 鶏肉	1.5％ (醤油：9g)	3％ (みりん：12g)	酢：7.5g ＋ だし：7.5g ＋ たまねぎ1/4個：50g ＋ 赤唐辛子1/2本	主材料に小麦粉をまぶして油で揚げる。揚げたてを、左のすべての材料を合わせたつけ汁に40〜50分つけ込む。
西京漬け	アマダイ ブリ サワラ マナガツオ	3.3％ (白味噌[※1]：54g)	12〜13％ (砂糖：13.5g)	酒：30g	調味料を混ぜた味噌漬けの床に魚を24時間つけ込む。味噌が焦げやすいので丁寧に取り除いてから焼く。
粕漬け		1％ (食塩[※2])	10％ (みりん：12g ＋ 砂糖：6g)	板粕：60g	

※1　西京味噌は2倍量にする。
※2　魚切り身に1gの食塩を振る。

表18. ソースの種類と配合

<出来上がり約200ml>

材料	牛乳又はブイヨン	油脂類	小麦粉	食塩	こしょう	その他	料理例応用例	調理のポイント
ホワイトソース								
低濃度	牛乳(200ml)	バター 液体の 5%(10g)	液体の 3%(6g)	1g(小さじ1/6)	少量(0.01g)	ローリエ　小1枚	クリームシチュー	ホワイトルーは焦がさないように、弱火で水分蒸発後120℃まで炒めた後、鍋底を冷やす。60℃に温めた牛乳を数回に分けて加え、木じゃくしでかき混ぜながらルーを溶きのばしていく。沸騰後混ぜながら4～5分煮込む[※1]。
中濃度	牛乳(200ml)	バター 液体の 5%(10g)	液体の 5%(10g)	1g(小さじ1/6)	少量(0.01g)	ローリエ　小1枚	グラタン	
高濃度	牛乳(200ml)	バター 液体の 10%(20g)	液体の 15%(30g)	1.5g(小さじ1/5)	少量(0.01g)	ローリエ　小1枚	クリームクロケット	
ブルーテソース								
	スープストック(200ml)	バター 液体の 7.5%(15g)	液体の 8%(15g)	1g(小さじ1/6)	少量(0.01g)	ー		
ブラウンソース[※2]								
	ブイヨン(200ml)	サラダ油又はバター 液体の 5～7.5%(10～15g)	液体の 5～8%(10～15g)	2g(小さじ1/3)	少量(0.01g)	トマトピューレ　25g	ビーフシチュー	
トマトソース								
	ー	オリーブ油 出来上がり量の 7.5%(15g)	ー	0.6g(小さじ1/10)	少量(0.01g)	水煮トマト　300g トマトペースト　15g たまねぎみじん切り 100g にんにくみじん切り　5g ベーコンみじん切り　20g ロリエパセリ　少量	パスタピザ	たまねぎとにんにくを弱火でじっくり炒めた後、水煮トマトを加え、20～30分煮込む(煮込み過ぎない)。
マヨネーズソース								
	ー	サラダ油 出来上がり量の 70～80%(150～180ml)	ー	2g(小さじ1/3)	少量(0.01g)	卵黄1個分　20g マスタード　2g 食酢　15ml 砂糖　1.5g	タルタルソース	サラダ油以外の材料をあらかじめ混ぜておき、泡立て器で絶えずかき混ぜながら、サラダ油を少量ずつ加えていく[※3]。
フレンチドレッシング (ビネグレットソース)								
	ー	サラダ油 出来上がり量の 50～70%(100～150ml)	ー	4g(小さじ2/3)	少量(0.01g)	食酢　50ml	ラビゴットソース	ボールに食塩、こしょうを入れ、食酢でよく溶いておく。供卓直前に新鮮なサラダ油を徐々に加え、泡立て器で混ぜて白濁させる[※4]。
カスタードソース								
	ー	ー	ー	ー	ー	牛乳　150ml 卵黄1.5個分　30g 砂糖　25g バニラエッセンス　2ml	ババロア用ソースなど	

配合のポイント

※1　ホワイトソースを作る際は、炒めたルーの温度を40℃以下まで冷まし、60℃に温めた牛乳でのばすとだまにならない。
※2　ブラウンソースにはトマトの量、煮詰め方により、トマトソース・エスパニヨンソース・デミグラスソースの3つがある。
※3　油と酢を混ぜるだけではビネグレットソースのようにすぐに分離してしまうが、マヨネーズでは卵黄中に含まれる親水基と疎水基を含むリポタンパク質とレシチン(グリセロリン脂質)を利用しソース全体を乳化させる。マヨネーズは水中油滴型(O/W型)のエマルションを形成して酢と油を乳化させた食品であり、サラダ油を少しずつ加えてエマルション内に取り込ませていく。
※4　乳化型ドレッシングの場合は、最初にマスタードなど乳化力を持つスパイスを混ぜておきオイルと混合する。時間をおく場合は蓋付きボトルに入れておき、振って乳化させて使用する。

表19. 中華の味付け割合

<食材2人分に対して>

種類	主材料および副材料	醤油	食塩	砂糖	清酒	酢	中華スープ	片栗粉	その他 薬味、香辛料など
涼拌海蜇 (クラゲの酢の物)	塩蔵クラゲ 60 g きゅうり 50 g	12 g (小さじ2)	—	—	—	10 g (小さじ2)	—	—	ごま油 2 g 練り辛子 1 g
棒々鶏 (蒸し鶏の辛味ごまだれかけ)	鶏肉 80 g きゅうり 50 g	18 g (大さじ1)	—	2 g (小さじ1/2)	—	5 g (小さじ1)	—	—	炒りごま 10 g にんにく 4 g しょうが 6 g ねぎ 20 g ラー油 2 g ごま油 2 g
辣白菜 (白菜の甘酢漬け)	白菜茎 160 g にんじん 8 g	—	1 g (小さじ1/6)	24 g (大さじ2・1/2)	—	40 g (大さじ2・2/3)	—	—	しょうが 1 g 赤唐辛子 0.1 g 花椒 0.1 g 油 4 g
麻婆豆腐 (豆腐と豚ひき肉の辛味煮)	豆腐 200 g ひき肉 50 g	18 g (大さじ1)	—	3 g (小さじ1)	7.5 g (大さじ1/2)	—	50 g (1/4カップ)	3 g (小さじ1)	赤味噌 15 g 豆板醤 2 g ごま油 12 g しょうが 4 g にんにく 2 g ねぎ 10 g
乾焼明蝦 (えびの炒め煮)	大正エビ 120 g	18 g (大さじ1)	—	3 g (小さじ1)	7.5 g (大さじ1/2)	—	—	1 g (小さじ1/3)	トマトケチャップ 10 g 赤唐辛子(1本) 1 g にんにく 1 g しょうが 5 g ねぎ 2 g ごま油 12 g
炒青椒牛肉絲 (牛肉とピーマンの細切り炒め)	牛肉 100 g ピーマン 100 g	10 g (小さじ2)	0.5 g	1.5 g (小さじ1/2)	10 g (小さじ2)	—	—	2.5 g (小さじ1)	にんにく 1 g 油 12 g
腰果炒鶏丁 (鶏肉とカシューナッツの炒め)	鶏肉 80 g カシューナッツ 40 g たけのこ 20 g マッシュルーム 30 g	6 g (小さじ1)	0.5 g	2 g (小さじ1)	10 g (小さじ2)	8 g (大さじ1/2)	10 g (小さじ2)	2 g (小さじ2/3)	赤唐辛子(1/2本)0.5 g しょうが 2 g ねぎ 10 g にんにく 1 g
奶油白菜 (白菜のクリーム煮)	白菜 250 g たけのこ、マッシュルーム 50 g ハム 10 g	—	3 g (小さじ1/2)	1.5 g (小さじ1/2)	7.5 g (大さじ1/2)	—	80 g	14 g (大さじ1・1/2)	牛乳 150 g
八宝菜 (五目うま煮)	肉、エビ、イカ、白菜、しいたけ、その他 250 g	18 g (大さじ1)	—	—	7.5 g (大さじ1/2)	—	100 g	6 g (小さじ2)	しょうが 4 g ねぎ 4 g ごま油 12 g
咕咾肉 (酢豚)	豚肉 100 g たまねぎ、にんじんなど 150 g	18 g (大さじ1)	—	10 g (大さじ1)	—	7.5 g (大さじ1/2)	60 g	6 g (小さじ2)	揚げ油 適量 油 12 g
糖醋魚 (揚げ魚の甘酢あんかけ)	魚 100 g 野菜 100 g	18 g (大さじ1)	—	9 g (大さじ1)	—	10 g (小さじ2)	100 g (1/2カップ)	6 g (小さじ2)	揚げ油 適量
芙蓉蟹 (蟹入り卵焼き)	鶏卵 120 g カニ肉、たけのこ、ねぎなど 80 g	9 g (大さじ1/2)	0.5 g	4.5 g (大さじ1/2)	—	5 g (小さじ1)	100 g (1/2カップ)	4 g (小さじ1・1/3)	しょうが搾り汁 2 g

＊レシピの割合は一例であり、実際作る際にはこの限りではない。

表20. たまご料理とその希釈割合

種 類	全卵2個（g）	和風だし（ml）	牛 乳（ml）	たまご1に対する液体の割合	食塩濃度[※1]（％）	砂糖濃度[※2]（％）	調理のポイント[※3]
厚焼き卵(関東)[※4]	100	30～35	—	約0.3	0.6～0.8	0～10	たまごを泡立てないように菜箸で溶きほぐす。焦げめを少し付けて焼き上げる。
だし巻き卵（関西）	100	50～80	—	0.5～0.8	0.5～0.7	0～1	たまごを泡立てないように菜箸で溶きほぐす。焦げめが付かないように手早く焼き上げる。
卵豆腐	100	100	—	1	0.6	0.1～1	①だしは冷ましておく。②たまごを泡立てないようにしっかりほぐす。③②に調味料を加えた①と混ぜ、裏ごし器でこす。④80～85℃で15～20分間蒸す。
茶碗蒸し	100	300～400	—	3～4	0.6～0.7	0～1	
おだまき蒸し	100	300～400	—	3	1.0	0～1	
プレーンオムレツ	100	—	30	約0.3	0.5～0.7	—	こしょう　0.01 g　バター　5 g　割卵、希釈した後は時間をおかずに調理する。
スクランブルエッグ	100	—	15～30	約0.2	0.5～0.8	—	こしょう　0.01 g　バター　10 g
カスタードプディング	100	—	250	2.5	0～0.1	15～20	①牛乳を60℃に温め、砂糖を加えて溶かしておく。②たまごを泡立てないようにしっかりほぐす。③②に①を少しずつ加えて混ぜ、裏ごし器でこす。④プリン型に流し、熱湯をはったバットに並べ、160℃のオーブンで30～40分加熱する。

※1　食塩は一部を醤油に置きかえる場合もある。醤油の色を嫌う場合は、淡口醤油か食塩を用いる。
※2　砂糖は一部をみりんに置きかえる場合もある。
※3　調味料は、だしや牛乳の方に加えてよく混ぜてから、たまごと合わせる（蒸しもの、プディング）。
※4　関西地方での厚焼き卵とは、たまごに魚のすり身を合わせて調味して焼いたもので、寿司などに用いられる。

表21. 炒め物の油の量

<材料100gに対する使用量>

種　類		料理例	油脂の使用量 (％)
日本料理	炒め煮	筑前煮（いりどり）	2～4
		きんぴら、ひじきの煮物	6～8
西洋料理	野菜のソテー	さやいんげんのソテー、ほうれん草のソテー	3～5
	たまご料理	スクランブルエッグ	2～4
中国料理	炒菜（炒め物）	炒青椒牛肉絲、八宝菜、麻婆豆腐	3～6
		芙蓉蟹など、たまごの炒め料理	8～20
		炒飯、焼きそば	4～6
	溜菜（あんかけ）	酢豚	5～7

炒め鍋による油脂必要量の差（野菜280ｇを炒める場合）
◆鉄製フライパン　　　　　　油脂必要量→食材の5～6％
◆フッ素樹脂加工フライパン　油脂必要量→食材の2～3％

資料集

表22. 揚げ物の吸油率と温度

	よく用いる食材（形状）	吸油率※ (%)	適温 (℃)	揚げ時間 (分)	特徴・留意点
素揚げ (食材に何も付けずに揚げる)	かぼちゃ	7	170〜175	2〜3	食材を薄く細かく切ると表面積が大きくなり吸油率は高くなる。ポテトチップスなどのように十分な脱水を必要とするものは二度揚げする。
	ししとうがらし	10	160	1	
	な　す	14	160	1〜2	
	さつまいも（乱切り）	3	140〜160	3〜4	
	じゃがいも（拍子木切り）	4	140〜170	3〜4	
	じゃがいも（薄切り）	15	140〜170	3〜4	
	ドーナツ	15	160	3	
から揚げ (食材そのものの水分を粉類になじませて揚げる)	中アジ	6〜8	170	5	表面にデンプンの糊化膜ができるので成分の溶出は少ない。中心温度が上がりにくい物は中温で揚げた後、高温短時間で二度揚げすると焦げずに揚げられる。
	ワカサギ	12	170	3	
	サ　バ	7	170	3〜4	
	鶏肉（手羽元）	1	160〜180	4〜5	
	ささみ	5	160〜170	3	
	木綿豆腐	6〜8	170	3	
天ぷら (薄力粉を水(たまご)で溶いた衣に付けて揚げる)	大正エビ	10〜12	170〜180	1〜2	衣中の水分が油脂と交代することでサクサク感が生じる。デンプンのグルテン形成が脱水を妨げるので、衣は極力かき混ぜない。
	キス（背開き）	17	180	1	
	さつまいも（輪切り）	10	150〜160	4	
	ごぼう（せん切り）	60〜70	170	2	
	三つ葉・桜エビ	65	160〜170	1〜2	
フリッター・フライ (食材に薄力粉、溶きたまご、パン粉を付けて揚げる)	大正エビ	10〜12	170〜180	2	水分が少ないパン粉を揚げると焦げ色と香ばしさが生じる。食材との間にたまごと粉による薄膜があり時間が経過してもべたつかない。
	アジ（背開き）	20	170	2	
	タラ	10	170	2	
	牡蠣	20	170〜180	2	
	豚肉（カツレツ用）	13	170	3〜4	
	ポテトコロッケ	8	180	2	
	イカ（リング）	18	180	1	

※ 吸油率は『調理のためのベーシックデータ』第4版（女子栄養大学出版部、2012）参照

吸油率の計算方法

- ◆吸油率の計算は、「吸収した油の量g／素材＋衣の量g」の式で求める。
- ◆実際の吸油率は、切り方や衣の量によって変動するため、栄養価計算をする場合には、下記のような決まった数字を用いる場合がある。
  - 例1：素揚げ3％、から揚げ5％、天ぷら10％
  - 例2：素揚げ5％、から揚げ10％、衣揚げ15％
  - 例3：素揚げ・から揚げ・天ぷら（普通衣）・フライ（普通衣）10％、天ぷら（厚い衣）・フライ（厚い衣）15％

＜参考＞揚げ衣のバリエーション

- ◆かわり揚げ：フライのパン粉のかわりに、道明寺粉、はるさめやそうめん、茶そばを切ったもの、のり、あられ、コーンフレーク、アーモンドなどを付けて揚げる。焦げやすいので卵白を用いる。一般に、吸油率が高くなる。
  - 例）たら……　はるさめ　　35％
  - 　　　　　　　アーモンド　33％
  - 　　　　　　　クラッカー　33％
  - 　　　　　　　フリッター　6％
- ◆天ぷらの衣の中にごま、青のり、パセリみじん切りなどを混ぜて用いる。

表 23. 砂糖の加熱による調理特性

温 度 (℃)	特 性	調理の用途
101～110	シロップ	砂糖煮　　　　　（101～102℃） コンポート　　　（103～104℃） ガムシロップ　　（105～106℃）
107～115	軟らかい球状	フォンダン
115～120	やや軟らかい球状	砂糖衣
120～125	やや硬い	キャラメル
125～130	硬い球状	タッフィー
130～135	ややあらい結晶	ヌガー
140～145	硬くてあらい結晶	抜糸（銀糸）
145～160	脆く割れる	ドロップ飴
160～180	硬い、色付く 黄　色　　（160～165℃） 黄金等　　（165～170℃） 茶褐色　　（170～175℃） 結晶しない（170～180℃）	抜糸（金糸）　　（160～165℃） べっこう飴　　　（160～170℃） カラメルソース　（165～180℃）

表24．寄せものの種類とゲル化剤の使用量

＜出来上がり約200g：2人分程度＞

	種類	ゲル化剤	液　体 （→煮詰め後の重量）	砂　糖	その他
寒　天	水ようかん	粉寒天　　　1 g 又は 角寒天　　　2 g	水　　　120 ml （→ 100 g）	10〜30 g こしあんの甘さで調整	こしあん 90 g （生こしあん 60 g） 塩 0〜0.2 ％
寒　天	果汁かん	粉寒天　　　1.2 g 又は 角寒天　　　2.5 g	水　　　100 ml （→ 70 g） 果汁　　 100 ml	30〜40 g 果汁の甘さで調整	
寒　天	牛乳かん （奶豆腐）	角寒天　　　1.6 g	水　　　100 ml （→ 80 g） 牛乳　　 80 ml	40 g	
寒　天	淡雪かん	角寒天　　　3 g	水　　　160 ml （→ 120 g）	60 g （寒天液用 40 g 　卵白用　 20 g）	泡立て卵白 20 g （Lサイズ 1/2 個分）
寒　天	杏仁豆腐	粉寒天　　　1 g 又は 角寒天　　　2 g	水　　　100 ml （→ 85 g） 牛乳　　 100 ml	10 g	杏仁霜 5 g を加える。 ＜シロップ＞ 水　　　100 ml 砂糖　　　35 g ※ 固まってから切れ目を入れ、シロップをかける
ゼラチン	果汁ゼリー 又は コーヒーゼリー	粉ゼラチン　5 g	果汁　又は コーヒー液など 　　　　 180 ml	30〜40 g	
ゼラチン	ババロア	粉ゼラチン　5 g	牛乳　　 100 ml 生クリーム 50 ml	30〜40 g	卵黄 1 個分
ゼラチン	アスピック	粉ゼラチン 　　　　 3〜6 g	ブイヨンなど 　　　　 120 ml		エ　ビ　　20 g ハ　ム　　20 g きゅうり　10 g セロリ　　10 g 食　塩　　1.2 g
カラギーナン	ワインゼリー	カラギーナン 　　　　 1〜2 g	水 + 赤ワイン 　　　　 180 ml	25〜30 g	レモン汁 0〜5 ml
ペクチン	いちごミルク ゼリー	低メトキシル（LM） ペクチン　　3 g	水　　　100 ml 牛乳　　 70 ml	40 g	いちご　　40 g レモン汁　 5 ml
ペクチン	トマトジャム	高メトキシル（HM） ペクチン　3〜4 g	水　　　 30 ml	100 g	トマト　 200 g レモン汁　 5 ml

＊牛乳、果汁、ワインなどはゼリー液の粗熱を取ってから加える。

◆角　寒　天： 角寒天は分量外約20倍の水に浸漬し、30分以上おいて吸水、膨潤させる。膨潤したら水を絞って細かくちぎり、分量の水に入れて加熱して溶かす。寒天が完全に溶け、煮詰め後の重量まで煮詰まったことを確認してから、砂糖と他の液体を加える。

◆粉　寒　天： 粉寒天は角寒天の約1/2量を用いると、同程度のゲル強度が得られる。水に加えて約5分おいて吸水、膨潤させ、かき混ぜながら沸騰させる。沸騰後約1分で溶解するため、溶解のための水を多めに準備しなくてよい。

◆ゼ ラ チ ン： ゼラチンは50℃で溶解するため、溶解させる際は湯煎が望ましい。ゼラチンには、板ゼラチン・粉ゼラチン・顆粒ゼラチンがあるが、どのタイプにおいても製品の純度などの違いによりゲル化力が異なるため、使用量は、商品の表示に従うとよい。

◆カラギーナン： 市販ゼリーのゲル化剤はカラギーナンが主流である。使用の際、カラギーナンは分量の砂糖と混合しすり合わせておく。カラギーナンは70℃で溶解し、カラギーナンゾルは35〜45℃で凝固する。常温では融解しないためゼラチンゼリーより扱いやすい。

◆ペ ク チ ン： 使用の際、LMペクチンは分量の砂糖と混合しすり合わせておく。LMペクチンは100℃で溶解する。ジャムや果実ゼリーとしてHMペクチンをゲル化させるためには、ペクチン質 0.5〜1.0％、糖 55〜65％、有機酸 0.5〜1.0％（pH3）の条件が必要となる。

表25．ゲル化剤・増粘剤の特徴と使用状況

品名	由来	特長	ゼリー(水ゲル)	濃厚ソース	ジャム	たれ	ジェリー菓子	冷凍食品	アイスクリーム	ハム	かまぼこ	乳酸菌飲料	めん	パン	スープ	ドレッシング	コーヒークリーム
寒天	テングサ、オゴノリなどの紅藻類から抽出される多糖類。	一般的には冷水に膨潤するが、溶解しない。完全溶解するには煮沸が必要だが、80℃の熱湯で溶ける即溶性タイプもある。低濃度でしっかりしたゲルを形成し、日本では和菓子の原料として、最も歴史のある凝固剤である。	○	○	○		○		○								
カラギーナン	ユキマ・コトニ、イューユキマ・スピノサムなどの紅藻類から抽出される多糖類。	構造によりカッパ(κ)、イオタ(ι)、ラムダ(λ)の3タイプがあり、カッパタイプはカリウムなどカチオンの存在下でしっかりしたゲルを形成する。イオタタイプはミルクタンパクとの反応性により乳を安定させる働きを持ち、ラムダタイプはゲル化せず主に増粘剤として用いられる。また、カッパタイプはローカストビーンガムとの相乗効果により粘弾性に富んだゲルを形成する。	○	○	○	○		○	○	○	○		○	○	○	○	○
ゼラチン	動物(牛、豚)の骨、皮の主成分であるコラーゲンを精製、抽出して得られるタンパク質。	ゲルは口の中で溶けるなめらかな食感。強力な保護コロイド性を持つために、乳化安定剤、気泡の安定剤としても利用される。	○				○	○			○						
ペクチン	柑橘類の果皮から抽出される多糖類。	糖と酸の存在下でゲル化するHMペクチンと、カルシウムなど2価の陽イオンの存在下でゲル化するLMペクチンに大別される。	○	○	○		○								○	○	
ローカストビーンガム	地中海沿岸で栽培されるカロブ豆の胚乳部より抽出される多糖類。	カロブ樹種子を粉砕した粗ローカストビーンガムと、カロブ樹種子を煮熟し粘質成分を抽出して精製した精製ローカストビーンガムがある。カラギーナンとの相乗効果に優れており、食感を向上させる働きを持つ。	○	○				○	○	○	○		○	○	○	○	
グアーガム	インド、パキスタンなどで栽培されている豆科植物グアーの種の胚乳部から抽出される多糖類。	冷水に膨潤溶解して粘稠な液になる。増粘剤、保水剤、結着剤、製品の保水、食感改良剤として食品工業、繊維工業、油田関連工業、製紙工業などで広く利用されている。		○		○		○	○	○	○		○		○	○	
タマリンドガム	豆科植物タマリンドの種の胚乳部を粉末状にした多糖類。	冷水可溶タイプと、80℃以上に加熱しなければ溶けない冷水不溶タイプがある。独特の流動粘性を持ち、食品に濃厚感を与えるため、増粘安定の目的でよく利用される。			○		○								○	○	
キサンタンガム	微生物(Xanthomnas campestris)を培養して得られる高粘度の液を精製して得られる醗酵多糖類。	冷水に溶解し、高い粘度を示す。一般的にガム質は液の温度が低いときは粘度が高く、高温になると粘度が低下するという性質を持つが、キサンタンガムの場合、温度に関係なくほぼ一定している。耐塩、耐酸、耐冷凍性に優れ、ローカストビーンガムを併用することにより弾力性のあるゲルを形成する。	○	○	○	○		○	○	○	○		○	○	○	○	○
ジェランガム	グラム陰性細菌(Pseudomonaselodea)の産生する多糖類を分離、精製して得られる。	マグネシウムやカルシウムなど2価の陽イオンの存在下で強いゲルを形成する。脆い食感のゲルを作るが、他の多糖類との併用により食感を改良できる。耐熱、耐酸性に優れている。	○	○				○	○		○						
タラガム	南米ペルーや近隣地域に産するマメ科タラ(Caesalpinia spinosa)の種子の胚乳部分から得られる多糖類。	ローカストビーンガムやグアーガムの中間に位置し、耐熱性はグアーガムより高くローカストビーンガムと同様な性質を示し、耐酸性はグアーガムと同様な性質を示す。	○	○				○			○		○				
アラビアガム	マメ科植物アカシア属の樹木から分泌される粘稠な樹液が樹脂状に凝固した多糖類。	「保護コロイド作用」により、油粒子面に強い被膜を作り、油粒子の合一を妨げることにより、油を分散させ強い乳化力を示す。また、冷水に容易に溶け、他の安定剤と比較して低糖性で極めて溶解性に優れており、50％の高濃度溶解が可能である。					○										○

資料集

表26．市販のとろみ調整食品

商品名	会社名	特　徴	エネルギー (kcal) 1包あたり（内容量）	100gあたり
粉末タイプ				
強力スカイスルー	キッセイ薬品工業(株)	温かいもの（60℃以上）に溶かし、冷めると軟らかいゼリー状になる。ベタつきが少ない。	9 (3g)	288
新スルーキングｉ（アイ）	キッセイ薬品工業(株)	溶けやすく、早くとろみが付く。ベタツキが少ない。お茶、味噌汁などにも、温度に関係なく同じようにとろみが付けられる。	6 (2g)	302
つるりんこQuickly（クイックリー）	(株)クリニコ	お茶などに加え、早くとろみが付き、安定する。つるりとしたゼリー状に仕上がり、味・色を変えにくい。	8 (3g)	270
トロメリンＥx（イーエックス）	(株)三和化学研究所	だまになりにくく、少量で素早く簡単に安定したとろみが付く。	6 (2g)	286
トロメリン顆粒	(株)三和化学研究所	温かいものにも冷たいものにも混ぜるだけで速やかにとろみが付く。加工デンプンなのでカロリー補給にも役立つ。	30 (8g)	378
トロミアップエース	日清オイリオグループ(株)	どんなものにも溶けやすく、しっかりとしたとろみが付く。	8 (3g)	266
トロミアップパーフェクト	日清オイリオグループ(株)	透明で無味無臭。だまになりにくい。水やお茶、タンパク質の多い牛乳や濃厚流動食、塩類の多い味噌汁やスポーツドリンクにも、少量でしっかりとしたとろみが付く。	2 (1g)	230
ソフティア1SOL（ゾル）	ニュートリー(株)	食品の温度に関係なく溶け、食品の風味や色を損なわない。付着性が低く、ベタつかない。	8 (3g)	259
ネオハイトロミールＲ＆Ｅ（アールアンドイー）	(株)フードケア	溶けやすく、風味の変化は最小限に抑えている。熱いお茶にも用いることができる。	9 (3g)	313
ネオハイトロミールⅢ（スリー）	(株)フードケア	Ｒ＆Ｅ（アールアンドイー）より少ない量でしっかりとろみが付く。	7 (2.5g)	286
トロミクリア	ヘルシーフード(株)	だまになりにくく、素早く溶ける。付着せず、まとまる性質。ベタつかず、スッキリした飲みごこち。	8 (3g)	263
トロミスマイル	ヘルシーフード(株)	飲み物に加えてから混ぜてもだまができにくい。苦味がほとんど無いため、飲み物の味を損なわない。	7 (3g)	242
トロミパワースマイル	ヘルシーフード(株)	だまになりにくく、少量でしっかりしたとろみが付く。味を変えず、すっきりしたとろみが付けられる。	5 (2.5g)	193
明治トロメイクSP（エスピー）	(株)明治	お茶・水に加え、牛乳のようなタンパク質の多い食品、酸性の食品、料理などにとろみを付けられる。	6 (2.5g)	240
とろみ食の素	和光堂(株)	とろみ調整食品、ゼリーの素の二通りに用いることができる。	9 (2.5g)	370
液体タイプ				
スルーソフトリキッド	キッセイ薬品工業(株)	とろみの程度を自由に調整でき、液状なのでだまにならない。	10 (12g)	83

表 27．茶の種類と特徴

種類			特徴	浸出液中の成分量（100 g 中）		
				カフェイン (g)	タンニン (g)	ビタミンC (mg)
不発酵茶[※1]	緑茶（蒸製）	玉露	太陽光をさえぎる覆いをすることで、うま味成分のテアニンを多く含む。	0.16	0.23	19
		抹茶	茶葉を蒸して乾燥させたてん茶を粉末にしたもので、カフェイン、テアニン、カテキン含量が多い。	3.2 [*1]	10.0 [*1]	60 [*1]
		煎茶	生産される日本茶の65％を占める。最も飲用が多い。等級品種により淹れ方が異なる。	0.02	0.07	6
		焙じ茶	煎茶、番茶、茎茶などを強火で焙じたもの。香ばしさが特徴。	0.02	0.04	Tr
		番茶	摘採期、品質、地域などで茶生産の主流から外れた番外の茶。番茶は茎や古葉が入っているので、褐色になっていることが多い。	0.01	0.03	3
	緑茶（釜炒り製）	龍井茶（ロンジンチャ）	釜炒りによって発酵を止める中国式製法による茶。もまないので平たい。カテキンが少なく、さわやかな味となっている。	0.01	0.05	4
		玉緑茶	釜炒りによって発酵を止めた後、もまずにドラム乾燥させる。			
		嬉野茶	炒りながらよくもむので、葉が丸い玉状となっている。			
半発酵茶[※2]	中国青茶（チン）	包種茶（パオヂョンチャ）	12〜15％発酵した茶で、ウーロン茶より発酵度合いが少なく、緑茶に近い。台湾産の茶。	0.02	0.03	0
		鉄観音茶（ティエグァインチャ）	25〜30％発酵した茶で、ウーロン茶より発酵度合いが少ない。福建省で生産される希少な品種。			
		烏龍茶（ウーロンチャ）	50〜55％発酵した茶で、天日で干して水分をいくらか乾燥させた後で釜炒りする茶。香りと色が重要である。			
発酵茶[※3]	紅茶[*2]	ダージリン	インド産、5〜6月に収穫される葉は味、コク、香りともに最高級、マスカット様の風味とされる。	0.03	0.10	0
		ウバ	スリランカ産、爽快な渋み、特有の香気とコクがある。サロメチール様の香りとされる。			
		キーマン	中国産。生産量が少なく貴重。8月が最高級、スモークの香りがする。安徽省が有名。			
後発酵茶[※4]	中国黒茶（ヘイ）	普洱茶（プーアルチャ）	雲南省の茶で、ビンロウヤシの花の香りがする。	―	―	―

※1 不発酵茶：酵素を熱により不活性化して緑色を保たせるもの。グルタミン酸などのうま味成分が多く、渋みの成分であるカテキンが少なくなる。
※2 半発酵茶：発酵過程の途中で熱処理し、酵素を不活性化させて発酵を止めたもの。
※3 発酵茶：採取した生茶葉をしおれさせてからよくもみ、酸化酵素の働きで発酵させ、特有の香気や色を生成させたもの。タンニンは多いがテアニン、ビタミンCは無い。
※4 後発酵茶：茶葉を長時間堆積してつけ込み、微生物発酵させてから形作り乾燥させたもの。

*1 抹茶100gあたりの成分量。なお、通常は1服あたり、お湯70ccに対し抹茶1.5gを使用。
*2 紅茶のタンニンは、お湯の温度が高く、浸出時間が長く、品質の良い茶葉ほど多く溶出する。

1 杯分のお茶の浸出方法

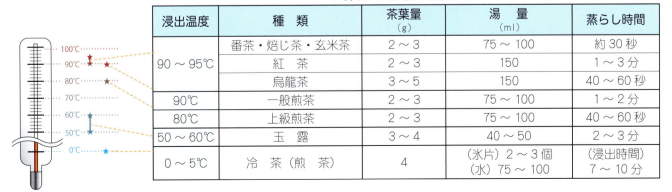

浸出温度	種類	茶葉量 (g)	湯量 (ml)	蒸らし時間
90〜95℃	番茶・焙じ茶・玄米茶	2〜3	75〜100	約30秒
	紅茶	2〜3	150	1〜3分
	烏龍茶	3〜5	150	40〜60秒
90℃	一般煎茶	2〜3	75〜100	1〜2分
80℃	上級煎茶	2〜3	75〜100	40〜60秒
50〜60℃	玉露	3〜4	40〜50	2〜3分
0〜5℃	冷茶（煎茶）	4	（氷片）2〜3個 （水）75〜100	（浸出時間）7〜10分

基本のテーブルセッティング

和食器

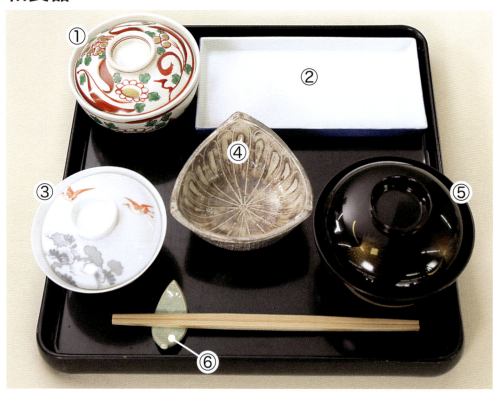

① 煮物碗　　　③ 飯　碗　　　⑤ 汁　椀
② 焼き物皿　　④ 小　鉢　　　⑥ 箸置き

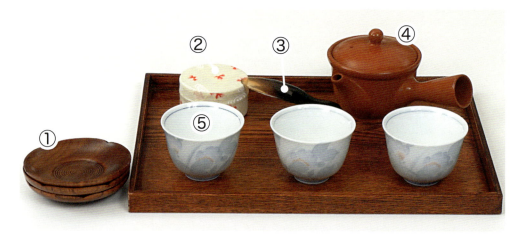

① 茶　托（ちゃたく）　　③ 茶　合（さごう）　　⑤ 茶　碗
② 茶　筒（ちゃづつ）　　④ 急　須

西洋食器

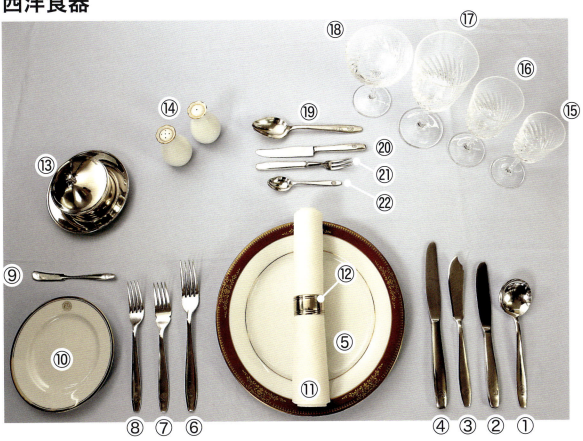

① スープ スプーン
② オードブル ナイフ
③ フィッシュ ナイフ
④ テーブル ナイフ(肉料理)
⑤ 飾り皿(位置皿)
⑥ テーブル フォーク(肉料理)
⑦ フィッシュ フォーク
⑧ オードブル フォーク
⑨ バター ナイフ
⑩ パン皿
⑪ テーブル ナプキン
⑫ ナプキンリング
⑬ バター クーラー
⑭ カスター セット
⑮ 白ワイングラス
⑯ 赤ワイングラス
⑰ ゴブレット(ウォーターグラス)
⑱ シャンパン グラス
⑲ デザート スプーン
⑳ フルーツ ナイフ
㉑ フルーツ フォーク
㉒ デミタス スプーン

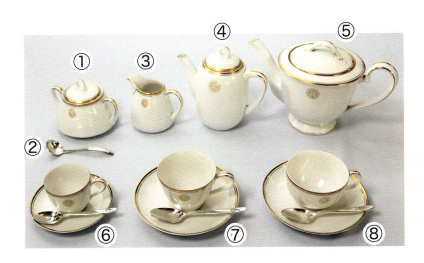

① シュガーポット
② シュガースプーン
③ ミルクジャグ(クリーマー)
④ コーヒーポット
⑤ ティーポット
⑥ デミタスカップ
　　　＆ソーサー＆スプーン
⑦ コーヒーカップ
　　　＆ソーサー＆スプーン
⑧ ティーカップ
　　　＆ソーサー＆スプーン

中国食器

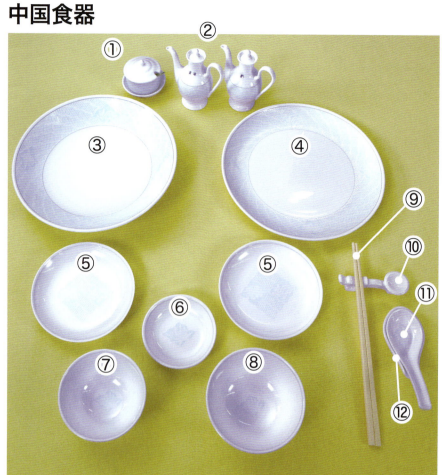

① 分碟（フンティ）（香味料入れ）
② 醬瓶（チャンヘイ）（醤油さし）
③ 盆（ペン）（盛り付け用の鉢。盤よりやや深い）
④ 盤（パン）（料理を盛る大きな平皿）
⑤ 碟子（ティツ）（小皿）
⑥ 味碟（ウェイティ）（調味料用の小皿）
⑦ 飯碗（ファンワン）（ご飯茶碗）
⑧ 小湯碗（スープ碗）
⑨ 筷子（コワイツ）（箸）
⑩ 筷架（コワイジャ）（箸置）
⑪ 湯匙（タンチィ）/匙子（チィツ）（ちりれんげ）
⑫ 匙座（チィツウォ）（さじおき）

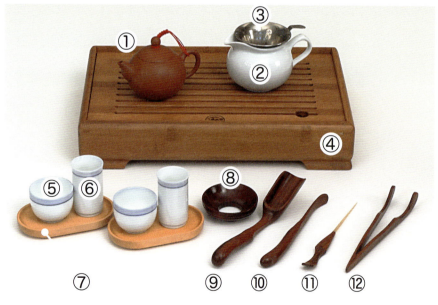

① 茶壺（ちゃふう）
② 茶海（ちゃかい）
③ 茶漉し（ちゃこし）
④ 茶盤（ちゃばん）
⑤ 茶杯（ちゃはい）
⑥ 聞香杯（もんこうはい）
⑦ 杯托（はいたく）
⑧ 茶漏（さろう）
⑨ 茶則（ちゃそく）
⑩ 茶匙（ちゃさじ）
⑪ 茶針（ちゃしん）
⑫ 茶挟（ちゃばさみ）

協力：高増雅子

正月料理

1. 正月祝い

正月祝いには、古くから伝えられてきたさまざまな仕来たりや風習が数多く残っている。

代表的な飾り物やおせち料理の一つ一つに、1年の無病息災、五穀豊穣を願う気持ちが込められている。

2. 正月飾り

(1) 鏡餅

鏡のようになった円形の餅。正月には、三方に四方紅または奉書紙を敷き、裏白、紙垂（御幣）をのせ、大小二つの鏡餅を重ね、さらに串柿、橙、海老、馬尾藻、昆布などを飾って年神に供える。

一般には、1月11日にこれを下げて、割って食べるのが通例（鏡開き）。餅は包丁では切らずに（切ることを嫌って）手や木槌などで割り開くのが習わしとなっている。

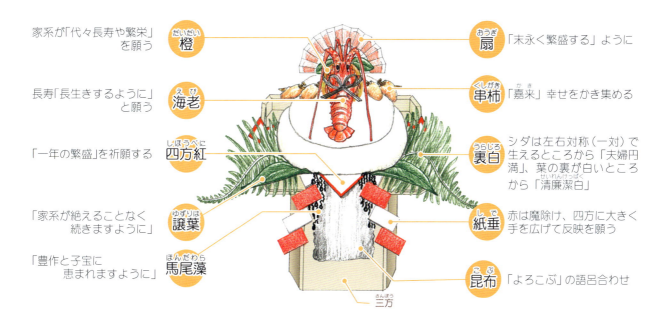

- 橙：家系が「代々長寿や繁栄」を願う
- 海老：長寿「長生きするように」と願う
- 四方紅：「一年の繁盛」を祈願する
- 譲葉：「家系が絶えることなく続きますように」
- 馬尾藻：「豊作と子宝に恵まれますように」
- 扇：「末永く繁盛する」ように
- 串柿：「嘉来」幸せをかき集める
- 裏白：シダは左右対称（一対）で生えるところから「夫婦円満」、葉の裏が白いところから「清廉潔白」
- 紙垂：赤は魔除け、四方に大きく手を広げて反映を願う
- 昆布：「よろこぶ」の語呂合わせ
- 三方

(2) お屠蘇

屠蘇散を入れた酒またはみりん。正月に、1年の邪気を払い、新たな1年の無病息災を祈って飲む薬酒である。中国で古くから飲まれた薬で、山椒、防風、桔梗、陳皮（蜜柑の皮）、桂皮（シナモン）などを調合したもの。屠蘇延命散ともいう。

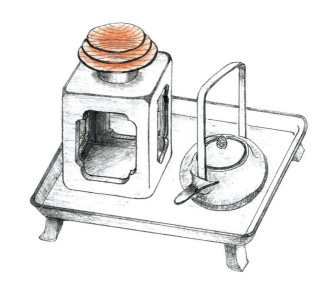

(3) おせち料理

　おせち料理とは、正式には節会の料理、すなわち節句料理のことで、古くは五節句（人日、上巳、端午、七夕、重陽）などの節日（節句の日）に供される料理のことをいったが、これがのちの正月の祝い料理を示すようになった。現在のおせちの形が出来上がったのは、江戸時代後半といわれている。祝いの意を込めた口取や煮物などを正月三箇日はもつように濃い味付けにし、重箱に詰めたもので、これが時代とともに豪華なものとなり、現在に至っている。

　重箱は五段重ねが上式なものとされるが、現在では三の重までのものが多い。五段重ねの場合、いちばん上の一の重に口取、二の重に焼物、三の重に煮物、与の重（四を避けて与の重という）に酢の物、祝肴、そして五の重には他の四つの重と同じものを詰めて控えの重とする。三段重ねの場合は一の重に口取、二の重に焼物、酢物の祝肴など、三の重に煮物を詰めるのが一般的である。各重とも、料理の品数は陽数（奇数）で揃え、五味五色を取り合わせ、味が混ざらないように詰める。

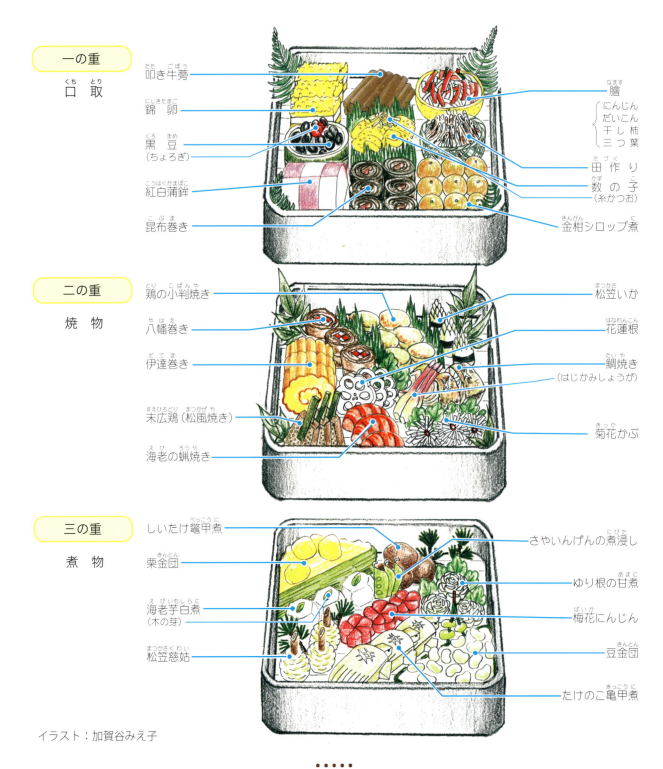

イラスト：加賀谷みえ子

(4) 定番のおせち料理の由来

① 数の子……子や孫など、一族が集まって、新年の慶びを交わす様子を、子がぎっしり詰まったカズノコに重ね合わせて、新しい年もまた一家が栄え、元気で繁栄をきわめるようにとの願いが込められている。

② 黒豆……語呂合わせで、「まめ」に暮らせるようにとの思いが込められている。

③ 五万米……カタクチイワシをあめ炊きにしたもの。お祝いに集まった子や孫を、小魚が群がる様子に重ね合わせ、一族の繁栄を願うものである。また、「こまめに元気に」の語呂合わせでもある。ごまめを田作りともよぶが、昔はこの魚を田んぼの肥料に使っていたことから（田を作る意）、豊作を願う意味もある。

④ 叩き牛蒡……黒いゴボウを、豊作のときに飛んでくるといわれる黒い瑞鳥に見立て、豊作と1年の息災を願う。

⑤ 昆布巻き……昆布は和名を「ひろめ」ということから、慶びが「ひろまる」ことにかけて。また昆布は夷子女ともいい、七福神の恵比須天に通じることから、福をよぶとされた。「よろこぶ」の語呂合わせでもある。

⑥ 蒲鉾……半円形を日の出に見立て、新しい門出を祝う意を込めている。

⑦ 伊達巻き……「巻き」は巻物（書物）に通じ、教養や文化が身に付くようにとの願いと伊達（粋で洗練されていること）であるようにとの意もある。

⑧ 蓮根……たくさんの穴があることから、将来の見通しがきく、という縁起をかついだものである。

⑨ 海老……ひげが長く、腰の曲がった老人に例え、長寿を祝ったものである。

⑩ 金団……金色で、金団（金の団子）と書くことから、財宝、すなわち豊かな生活が送れるようにとの願いが込められている。

⑪ 八つ頭……親芋が大きく、子芋が八方に広がってついている形から、人の上に立てるようにとの願いが込められている。

⑫ 錦卵……黄金色であることから、財宝に恵まれるようにとの願いを込めている。

⑬ 鯛……「めでたい」の語呂合わせである。松枝作りや八重作りなどにしてさらにおめでたくを願う。

※ 数の子、黒豆、ごまめ（関西では叩き牛蒡）は三つ肴（あるいは祝い肴）といわれ、おせち料理には不可欠なものとされている。

給食施設における献立作成の基本的な考え方

　特定給食施設で食事の提供を行う場合には、対象者の性別、年齢、栄養状態、身体活動レベルなどの情報を把握して必要栄養量を算出する。特に医療施設などでは対象者が傷病者であり、栄養状態の改善や疾病の予防が目的になる。ここでは病院、福祉施設、産業給食で提供されている食事、一般食（保健食）の目標にあった栄養量の提供、食品構成から献立作成についてまとめる。

1. 一般食（保健食）

1）目的

　一般食は特別な食事療法を必要としない健康な人に対して栄養状態を良好に維持し、疾病の予防と健康増進を目指すことを目的とした食事である。一般食の条件としてバランスのとれた食事、すなわち、①適正な栄養素量を満たしていること（年齢、性別および身体活動レベルにあった適正な食事内容）、②おいしい料理の組み合わせ（喫食率を高めるためにおいしい食事の提供をする）、③嗜好や食習慣を尊重し、摂食能力に適応していることなどがあげられる。

2）一般食利用者の推定エネルギー必要量の算出法

（1）18歳以上の場合

　推定エネルギー必要量は、原則として基礎代謝量に対象者の身体活動レベルを考慮して算出する。基礎代謝量は対象者の性別、年齢区分の基礎代謝基準値（kcal/kg体重/日）と、身長から算出した標準体重または適正体重を用いて算出する。

一般食利用者の身体活動に適した推定エネルギー必要量（EER）
　　　　　　　　　　　　　＝基礎代謝量（kcal/日）* × 身体活動レベル（PAL）**

　　*　基礎代謝量：基礎代謝基準値（kcal/kg体重/日）× 標準体重（kg）
　　　　　　　　　（基礎代謝基準値は『日本人の食事摂取基準（2015年版）の活用』参照）
　　　　　　　　　なお、標準体重は身長$(m)^2$ × 22より算出する。

　　**　身体活動レベル（PAL：physical activity level）
　　　　　　一般健康人：低い「1.5」、普通「1.75」、高い「2.0」
　　　　　　入院患者：ベッド上安静「1.2」、ベッド外活動あり「1.3」、リハビリなどの活動あり「1.4」

　また、妊娠・授乳婦では、胎児と母体の組織変化に必要な妊娠期別エネルギーや授乳に必要なエネルギー量を加算する。

（2）成長期（1～17歳）の場合

　成長期（1～17歳）は食事摂取基準の基礎代謝量（1～17歳の値）に、身体活動レベルを乗じ、さらに組織増加分のエネルギー蓄積量を加算し算出する。

成長期の推定エネルギー必要量（EER）
　　　　　　　　　　　　　＝基礎代謝量（kcal/日）× 身体活動レベル ＋ エネルギー蓄積量（kcal/日）

3）推定エネルギー必要量に基づく給与エネルギー量の設定（施設ごとの食事摂取基準活用方法）

　① それぞれの施設の、一般食利用者の年齢構成を調べる。
　② 年齢構成成人数から荷重平均エネルギー量を算出し、それに基づいて給与エネルギー目標量を設定する。

　成人および高齢者が主である場合（福祉、医療施設など）、エネルギー別に3～4段階に設定する。さらに、給与エネルギー目標量として想定できる最小値1,200kcal（70歳以上の女性、身体活動レベル：ベッド上安静1.2）と、最大値2,200kcal（リハビリ施行中の18～29歳男性、身体活動レベル：1.4）を考慮して6段階に増やすことで、より個人への対応した栄養量の設定が可能となる。一般健康人の場合は身体活動レベル1.5～2.0の範囲で決定する。推定エネルギー必要量の±200 kcalの範囲内でのエネルギー給与が確保できる設定にすることが重要である。

4）一般食利用者に対するエネルギー以外の栄養素の算出方法

（1）タンパク質、脂質、炭水化物の給与栄養目標量

推定エネルギー必要量（EER）をもとに算出する。

タンパク質：推奨量（RDA）エネルギー　13～20％

脂　　　質：％エネルギー　20～30％　飽和脂肪酸7％以下

炭水化物：％エネルギー　50～65％

（2）その他の栄養素

① ビタミン（ビタミンA、ビタミンB_1、ビタミンB_2、ビタミンC）

推定平均必要量（EAR）から耐容上限量（UL）の間に入っていること。

② ミネラル（カルシウム、鉄）

推定平均必要量（EAR）から耐容上限量（UL）の間に入っていること。

（3）食　塩

成人においては、男性では8.0g未満、女性では7.0g未満を目指す。

（4）食物繊維

成人男性20g/日以上、女性18g/日以上を目標量とすることが望ましい。

5）一般食（保健食）のポイント

一般食は栄養素的には特別な制約がなく、主食の形態は米飯で日常食に近い食事である。エネルギーや栄養素に特別の制限がなく、栄養状態を良好に維持し健康を増進させることを目的とする。エネルギー量以外の栄養素については、年齢、性別、体位、身体活動レベル、病状などによって個々に適正量を考慮することが望ましい。

① 一般食は喫食者の嗜好や食習慣を尊重し、献立の内容、食品の選択、調理方法、味付け、盛り付けなどに配慮する。

② 消化の悪いもの、刺激の強い食品は避けるが、香辛料も適宜用いて食欲増進をはかる。

③ ビタミン、ミネラル、食物繊維が不足しないように野菜や果実を十分に摂取できるよう献立に取り入れる。

④ 食塩の過剰摂取を避けるため、調理方法や献立の組み合せを工夫する。

2. 食品構成作成上のポイント

食品構成は、給食施設における給与栄養目標量に対する献立を容易に作成するために、食品群ごとの目安となる使用量に置きかえて示したもの（1人1日または1食あたり）である。この食品構成表を参考に食品の組み合わせなどを上手に活用することにより、献立作成を効率良く進めることができる。

特定給食施設では、各監督官庁への給食の実施報告（栄養報告）を行う義務があるため、必ず作成する。報告書に合わせた食品群別で作成すると効率的である。

1）食品構成作成の手順

（例）エネルギー1,800kcalの場合

● 栄養成分の配分

① タンパク質量　　1,800 × 0.15 ÷ 4 ＝　67.5　≒　68（g）

男女平均60g（推奨量を下回らない）～90g（13～20％・2.0g/kg/日未満）

② 動物性タンパク質量　　68 × 0.5　　＝　34（g）　　（動物性タンパク質比50％）

③ 脂　　肪　　量　　1,800 × 0.25 ÷ 9 ＝　50（g）

（エネルギー比20～30％　不飽和脂肪酸7％以下）

④ 炭水化物量　　1,800 × 0.60 ÷ 4 ≒ 270（g）　＝　1,080 kcal ≒ 1,100 kcal

（エネルギー比60％）

（50～65％）/E　＝　900～1,260 kcal

● 食品の配分
① 主食、いも、間食で炭水化物由来のエネルギー（1,100kcal）を配分する。

　　　いも　　　　　　　　　80 kcal 相当量
　　　間食（果物、砂糖を含む）　100 kcal 相当量
　　　主食　　　　　　　　　900 kcal 相当量　（エネルギー比 50％）

② 野菜の量を決める。

　　　緑黄色野菜　　　120 g（100～120 g）
　　　その他の野菜　　230 g（200～230 g）

③ 動物性食品の量を決める。

　　　牛乳量を200 gとする（牛乳類タンパク質量：7.0 g）
　　　34 － 7.0 ＝ 27（g）　　　　　　　　（このタンパク質を魚介類、肉類、卵類で分けてとる）

④ 豆および豆製品の量を決める。

　　　68 －（34 ＋ 17 ＋ 7）＝ 10（g）　　　（タンパク質10g相当量を豆および豆製品でとる）
　　　34g：動物性食品に由来するタンパク質
　　　17g：主食に由来するタンパク質（飯400g、パン80gとして）
　　　7g：野菜（5g）、いも、その他の食品に由来するタンパク質

⑤ 添加油脂量を決める

　　　添加油脂量 ＝ 50 －（a ＋ b ＋ c）
　　　　a：主食に由来する脂質
　　　　b：タンパク質性食品に由来する脂質
　　　　c：その他の食品に由来する脂質（約1g）

（注）上記①～⑤で算出した各食品の重量は常用量に換算して決定すること。

3. 食品構成例

1) 食品構成表の作成例

エネルギー 1,800 kcal（タンパク質68 g）の食品構成を前項の手順に従って作成した。

		食品群	可食量(g)	エネルギー(kcal)	タンパク質(g)	脂質(g)	目標量
エネルギー・体温のもと	主食	米飯	400	672	100	12	883 kcal
		パン	80	211	7.4	3.5	
	その他	いも類	80	66	1.2	0.1	66 kcal
		砂糖類	10	37			
	油脂	油脂類	15	130		14.1	エネルギーの不足を脂質量で補う
血液・筋肉のもと	動物性	魚介類	60	91	11.5	3.9	タンパク質27.2 g
		肉類	60	127	9.5	9.4	
		卵類	50	76	6.2	5.2	
		生乳	200	134	7	6	200 g（タンパク質7.0 g）
	植物性	大豆・大豆製品	70	83	6.3	5.2	タンパク質7.8 g
		みそ類	12	23	1.5	0.7	
身体の調子を整える	野菜・海藻・きのこ類	緑黄色野菜	120	35	1.9	0.2	
		その他野菜	230	55	2.5		
		果実類	100	58	0.5	0.1	
		海藻	15	3.6	0.4	0	
		きのこ	20	4	0.5	0	
		合計		1805	66.4	49.6	

P：F：C ＝ 15：25：60

タンパク質エネルギー比　　15 ％
動物性タンパク質比　　　　50 ％
脂質エネルギー比　　　　　25 ％
主食エネルギー比　　　　　49 ％

資料

(1) 代替え食品

　　エネルギー、栄養素量の計算は、食品構成に合わせた献立であれば、各食品別に算定しなくてもよいが、特別に変更が伴う場合は食品構成表を献立作成の目安として使用し、エネルギー、栄養素は使用食品ごとに計算して数値を修正しなければならない。食品の入手の都合、嗜好などの理由で献立を変更する場合は、原則的には同一食品群内で交換するが、群をこえた食品の交換をする場合には、例えばタンパク質食品では食品構成で定められた食品のタンパク質とほぼ同量になるよう、魚から肉、肉から魚へ変更することにより栄養素、動物性タンパク質比、脂質などに誤差が生じないようにする。

(2) 交換例

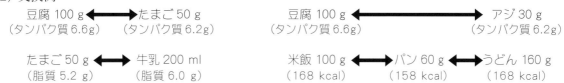

4. 献立作成の要点

1) 献立作成

　　献立は、食品構成に基づき作成されるが、喫食者に対するサービスを考えて食材料費、調理機器能力、衛生面、作業人員数、作業時間などを考慮しなければならない。献立作成は1週間、2週間、4週間など一定の単位で事前に計画的に行われる。

(1) 献立作成の条件

① 給与栄養目標量を充足させる。しかし、給与栄養目標量は常時一致させにくいので、10％程度の日差を目安に10日間または1週間単位の平均値で適正量になるように計画する（治療食は±5％程度の日差）。

② 朝、昼、夕の栄養素の配分を適正にして、できるだけ均等にする。

③ 食事形態や食事回数が個々の健常者や傷病者の病態や病状に適合していること。

④ 料理の組み合わせの変化と調和をはかる。

⑤ 喫食者の食欲、嗜好を考慮する。

⑥ 調理条件を十分に考慮すること。

⑦ 衛生上安全であること。

⑧ 1週間または1カ月の予算内で柔軟に対応する。

⑨ 保有食器の種類によって、盛り付け効果を考える。

⑩ 料理担当者の能力及び人数を考慮する。

⑪ 料理時間の配分を考える。

⑫ 適温給食ができるかを考える。

⑬ 設備、調理機器の稼働状況を把握しておく。

(2) 食品の選択

① 多種類、多品目の食品を使用することが望ましい。

② 食品は新鮮で旬のものを用い、季節感を出す。

③ 調理済み食品や半調理食品を用いる場合は、成分組成が不明なものは避ける。

④ エネルギー調理食品、タンパク質調整食品などを利用する場合は、その調理性、適応範囲をよく理解しておくこと。

(3) 献立作成の実際
　① 主食を記入する・・・・・炭水化物が多く、エネルギー源となる。
　② 主菜を記入する・・・・・タンパク質、脂質の給源となる。
　　　主菜は主材料に動物性食品、植物性食品(特別の場合を除き)を配分し、毎回食の前後にはできるだけ同一食品、同一調理方法を避ける。主菜は皿の大きさ、料理に適した分量、切り方などに注意する。
　③ 副菜を記入する・・・・・ビタミン・ミネラル・食物繊維の給源として、主菜に不足しがちな栄養素の調整をはかる。
　　　副菜は主菜の調理方法などによって内容を決める。材料、味付け、調理方法および見ためが同じような形態のものはできるだけ避ける。分量は一般に少量にして、1、2品にする。
　④ 汁物を記入する・・・・・1日1回を基本とする。
　　　汁物は供される料理の消化、吸収を徐々に高める準備とともに食欲をさそう。主菜、副菜の調和を考えて選ぶ。
　⑤ 香のものは献立の組み合わせによって付ける。
　⑥ デザートは必要に応じて付ける・・・・・エネルギー・栄養素量の調整・補正をする。
　　　食事を食べる豊かさや満足感を与える効果がある。

(4) 料理の組み合わせ（例）
　① 主菜1、副菜2、汁1（漬物1）
　② 主菜1、副菜1、汁1（デザート）
　③ 主菜1、副菜2（漬物1）
　④ 主菜1、副菜1（デザート）
　　　①～④の選択は、食事の種類、献立の内容、調理能力、食器保有数などの現状に合わせる。漬物はパン食以外、果物は1日に1～2種加えることがよい。

(5) 記載項目
　給食施設の献立表は、その用途などにより多少の違いはあるが、次のような項目が記載されるのが一般的である。
　① 献立表の名称
　② 食事の種類（病院・福祉施設給食の場合など）
　③ 実施月日と曜日
　④ 作成栄養士および上司決済捺印欄
　⑤ 予定および実施給食数
　⑥ 食事区分（料理名）
　⑦ 献立名（料理名）
　⑧ 食品材料名
　⑨ 1人あたりの食品材料可食部量
　⑩ 1人あたりの栄養素等量（エネルギー、タンパク質、脂質、その他、必要に応じる）
　⑪ 給食品材料可食部量（⑨×予定給食数）
　⑫ 廃棄率
　⑬ 給食品材料素材量（総使用予定食品材料重量）

2) 献立作成の手順
(1) 主食（米飯、パン、麺など）を決める。
① 特に血糖管理およびエネルギー管理が必要な疾患の場合は、朝・昼・夕の3食がほぼ等分化できるように配分する。

  例）朝　食　：食パン
    昼　食　：米　飯
    夕　食　：米　飯

② 主食が決まれば、料理方法を決める。

  例）飯　　　　　：米飯、炊き込みご飯、赤飯など
    丼　も　の　：鰻丼、親子丼、かつ丼など
    ご飯もの　　：カレーライス、チャーハン、ドリアなど
    調　理　パン　：サンドウイッチ、ホットドッグ、ピザなど
    麺　　　類　：鍋焼きうどん、ザルそば、焼きそば、ミートスパゲッティなど

(2) 主菜（魚類、肉類、たまご、大豆製品）を決める。
① タンパク質を主に供給する食品であり、朝・昼・夕のいずれの食事にも用いるように配分する。
② 主食に応じて4グループ（魚類、肉類、たまご、大豆製品）から食品を選択する。
③ 原則は4グループの食品を1日で網羅すべきであるが、料理により偏りが生じる可能性も高く、3日間、最大でも1週間単位で、4グループの食品がほぼ等分化して選択されているように考慮して献立を作成する。

例）1日の使用可能量が魚類60g、肉類60g、たまご50g、豆腐70gの場合

	魚　類		肉　類		たまご		大豆製品	
1日目	刺　身	100 g	和え物	30 g	オムレツ	100 g	味噌汁 油揚	10 g
2日目	酢の物	20 g	焼　肉	100 g	スープ	25 g	揚げだし豆腐	100 g
3日目	唐揚げ	60 g	野菜炒め	50 g	茶碗蒸し	25 g	冷ややっこ	100 g
計		180 g		180 g		150 g		210 g

④ 主菜が決まれば、調理方法（生、焼、煮、蒸、揚）を選択する。ただし、主食で米飯以外を選択した場合は、それに準じる。
⑤ 調理方法に応じて、野菜、海藻、きのこ類、こんにゃく、いも類、豆類を組み合わせる。次に油脂類、調味料（砂糖、みりん、みそ、ケチャップソースなど）を1日の食品構成表の使用可能量に応じて適宜用いる。

(3) 副菜（和え物、サラダ、酢の物、煮物、炒め物、汁物など）を決める。
① 主体は野菜類とする。
② 副菜は原則2品用意するが、(1)の主食でご飯物や麺類を用いた場合は、1品で対応とすることも可能である。
③ 副菜2品のうち1品を汁物とする場合は、1日の食塩配分を考慮する。基本的に食塩制限が必要な場合は、多くても1日1回以内の使用に留める。
④ 副菜は(1)の主食、(2)の主菜に用いられず、1日の食品構成表の使用可能量が残っている食材を活用して作成する。

(4) 牛乳と果実類
・1日に献立に応じて3食の食事として考え、また間食に用いる。

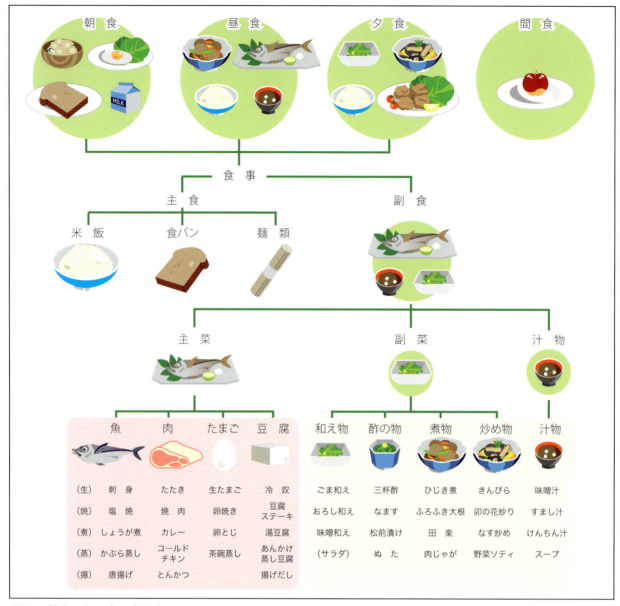

図1 献立のたて方・考え方

3) 献立作成上の注意点：応用編
　(1) 疾患別食事管理
　　① 原則はエネルギー、タンパク質、脂質、炭水化物、ビタミン・ミネラル、食塩などの配分が朝：昼：夕＝1：1：1となるように、毎食の献立を作成し管理する。

　　②治療に必要な栄養成分を考慮する。
　　　例）糖　尿　病：エネルギーは体格、血糖値を考慮した指示量にコントロールする。
　　　　　腎　臓　病：タンパク質、カリウム、リンなどは病期に応じて増減をはかる。
　　　　　膵　臓　病：脂質は病期に応じて増減をはかる。
　　　　　胃　切　除　食：残存する胃の大きさに応じて分食を実施し、エネルギー、タンパク質の確保をはかる。

　　③個々人のかむ力、飲み込む力、食べ方、お腹の調子に合わせた食事形態を決定する。
　　　例）常　菜　食：制限なく普通に喫食できる。
　　　　　軟　菜　食：ごぼう、こんにゃく、厚切り肉などは食べづらい。
　　　　　刻　み　食：葉野菜、肉類はかみ切れない。
　　　　　ブレンダー食：咀嚼せずに食べられるもの。
　　　　　嚥　下　食：飲み込みやすく、誤嚥しにくいもの。
　　　　　介　護　用　食：寝たまま食べやすいもの。

④嗜好面やアレルギー、服薬などによる禁忌食品を考慮する。
　　例）鶏　　肉　　禁：子どもの頃から鶏肉は食べていない。
　　　　たまご・鶏肉禁：たまごのアレルギーがある。
　　　　ビタミン K 禁：ワルファリンカリウム（ワーファリン）服用中のため納豆、緑黄食野菜、
　　　　　　　　　　　　クロレラなどを避ける。
　　　　グレープフルーツ禁：カルシウム拮抗薬服用中のためグレープフルーツ関連食品は避ける。
⑤食事が摂れない場合は、個々人の希望の食品や量を調整して、経口摂取量を確保する。
　　例）デ ザ ー ト 類：アイスクリーム、プリン、果物
　　　　清 涼 飲 料：果汁、乳飲料、カフェイン飲料
　　　　副菜なしで食べられる形態：麺類、雑炊、寿司
　　　　冷たく口あたりの良い形態：刺身、たたき、酢のもの

参考文献

1) 日本人の食事摂取基準（2015 年版）：厚生労働省 日本人の食事摂取基準（2015 年版）策定検討会：第一出版，東京，2014.
2) 調理科学第 2 版（Nブックス）：森高初惠，佐藤恵美子 編著：建帛社，東京，2013.
3) 食物と栄養学基礎シリーズ 6 調理学―生活の基盤を考える：吉田勉 監修，南道子，舟木淳子 編著：学文社，東京，2013.
4) 見てたのしい読んでおいしい中国料理食材事典：藤木守 著，瀧麻里子 監修：日本食糧新聞社，東京，2013.
5) （改訂新版）あすの健康と調理―食を通して豊かな Life style を―：三輪里子 監修，飯田文子，藤井恵子 編著：アイ・ケイコーポレーション，東京，2013.
6) 緑茶・中国茶・紅茶の化学と機能：伊奈和夫，坂田完三，鈴木壮幸，他 著：アイ・ケイコーポレーション，東京，2013.
7) 栄養管理と生命科学シリーズ 調理の科学―記入式ノートつき―：吉田恵子，綾部園子 編：213，130-132，理工図書，2012.
8) 新・櫻井 総合食品事典：櫻井芳人 監修，荒井綜一，倉田忠男，田島眞 編集：同文書院，東京，2012.
9) 三訂 フードコーディネート論：社団法人日本フードスペシャリスト協会 編：建白社，東京，2012.
10) 中国茶の教科書 ―体にいい効能と茶葉の種類，飲み方，すべてがわかる：今間智子 著，北京東方国芸国際茶文化交流中心 監修：誠文堂新光社，東京，2012.
11) 調理学実習書：京都女子大学食物栄養学科調理学研究室 編：京都女子大学（非売品），京都，2011.
12) スタンダード栄養・食物シリーズ 6 調理学（第 2 版）：畑江敬子，香西みどり 編集：東京化学同人，東京，2011.
13) 健康と調理のサイエンス―調理科学と健康の接点―［第三版］：大越ひろ，品川弘子 編著：学文社，東京，2011.
14) NEW 調理と理論：山崎清子，島田キミエ，渋川祥子，他 著：同文書院，東京，2011.
15) 日本食品標準成分表 2010：文部科学省科学技術・学術審議会資源調査分化会報告
16) 新 食品・栄養化学シリーズ 食べ物と健康 4 調理学（第 2 版）：木戸詔子，池田ひろ 編：化学同人，東京，2010
17) 食卓の教科書：茂木美智子 監修：学校法人食糧学院，東京，2010.
18) スパイス＆ハーブの使いこなし事典：主婦の友社 編：主婦の友社，東京，2009.
19) たのしい調理 ―基礎と実習― 第 4 版：水谷令子，粟津原宏子，安藤真美，他 著：医歯薬出版，東京，2008.
20) 日本食品大辞典カラー写真 CD-ROM 付：杉田浩一，平宏和，田島眞，他 編：医歯薬出版，東京，2008.
21) 一食献立による調理実習 25：永嶋久美子，福永淑子：医歯薬出版，東京，2007.
22) 調理学の基本 ―おいしさと健康を科学する―：中嶋加代子 編著：186，同文書院，2007.
23) N ブックス 給食経営管理論：君羅満，岩井達，松崎政三 編著：建白社，東京，2007.
24) 一〇〇の素材と日本料理〈上巻〉魚・珍味篇（第 2 版）：柴田書店 編：柴田書店，東京，2007.
25) 一〇〇の素材と日本料理〈下巻〉野菜・肉篇（第 2 版）：柴田書店 編：柴田書店，東京，2007.
26) 五訂増補 調理のためのベーシックデータ：松本仲子 監修：女子栄養大学出版部，東京，2007.
27) コツと科学の調理辞典（第 3 版）：河野友美 著，大滝緑，奥田豊子，山口米子 補訂：医歯薬出版，東京，2006.
28) だしの基本と日本料理 ―うま味のもとを解きあかす：柴田書店 編：柴田書店，東京，2006.
29) 野菜 & 果物図鑑：ファイブ・ア・デイ協会，若宮寿子 監修：新星出版社，東京，2006.
30) 中国料理用語辞典：井上敬勝 編：日本経済新聞社，東京，2006.
31) 下ごしらえ便利事典 食材の知識と仕込みの基本：成瀬宇平 著：柴田書店，東京，2006.
32) あすの健康と調理 ―給食調理へのアプローチ―：三輪里子 監修，市川芳江，山本誠子 編著：アイ・ケイコーポレーション，神奈川，2005.
33) 食の器事典：荻野文彦 編著，井上暁子，新飯田正志：柴田書店，東京，2005.
34) イラスト版食材図鑑 ―子どもとマスターする「旬」「栄養」「調理法」：赤堀永子 監，赤堀栄養専門学校 編：合同出版，東京，2005.
35) 砂糖の調理性と上手な使い方：荒田玲子：農畜産業振興機構，http://www.alic.go.jp/joho-s/joho07_000609.html
36) 新版 日本料理語源集：中村幸平：旭屋出版，東京，2004.
37) 旬の食材 春・夏の野菜：講談社 編：講談社，東京，2004.
38) 旬の食材 秋・冬の野菜：講談社 編：講談社，東京，2004.
39) 旬の食材 四季の果物：講談社 編：講談社，東京，2004.
40) 旬の食材 春の魚：講談社 編：講談社，東京，2004.
41) 旬の食材 夏の魚：講談社 編：講談社，東京，2004.
42) 旬の食材 秋の魚：講談社 編：講談社，東京，2004.
43) 旬の食材 冬の魚：講談社 編：講談社，東京，2004.
44) あすへの調理：三輪里子，吉中哲子 編著：アイ・ケイコーポレーション，神奈川，2003.
45) 調理科学実験：大庭和子，川端晶子 編：125，180-182，学建書院，2003.
46) タマネギのにおいと調理：時友裕紀子：日本調理科学会誌，36，321-328，2003.
47) 調理学実習：高増雅子 著：群羊社，東京，2002.
48) 日本茶・紅茶・中国茶：南廣子 監修：新星出版社，東京，2002.
49) フローチャート基礎 献立と調理：三輪里子，吉中哲子 編著：弘学出版，神奈川，2002.
50) 中国茶の文化史―固形茶から葉茶へ（研文選書）：布目潮渢 著：研文出版，東京，2001.
51) 食材魚貝大百科〈第 3 巻〉イカ・タコ類ほか：多紀保彦，奥谷喬司，武田正倫 編：平凡社，東京，2000.
52) 食材魚貝大百科〈第 4 巻〉海藻類＋魚類＋海獣類ほか：多紀保彦，奥谷喬司，武田正倫 編：平凡社，東京，2000.
53) 食材魚貝大百科〈第 2 巻〉貝類＋魚：多紀保彦，奥谷喬司，武田正倫 編：平凡社，東京，1998.
54) 食材魚貝大百科〈第 1 巻〉エビ・カニ類＋魚：多紀保彦，奥谷喬司，武田正倫 編：平凡社，東京，1998.
55) プロのためのわかりやすい日本料理：畑耕一郎 著：柴田書店，東京，1998.
56) 中国茶入門―香り高き中国茶を愉しむ：菊地和男 著：柴田書店，東京，1998.
57) プロのためのわかりやすい中国料理（第 3 版）：松本秀夫，辻調理師専門学校中国料理研究室 編：柴田書店，東京，1998.
58) 手法別・食品別による基礎調理：乙坂ひで 著：峯書房，京都，1998.
59) プロ調理の基本 11 日本料理：大阪あべの辻調理師専門学校，エコール キュリネール東京国立辻日本料理専門カレッジ 編：同朋舎出版，1997.
60) 生活科学シリーズ 13 イラストでわかる基本調理：川端晶子 編著，阿部芳子，大迫早苗，他 著：同文書院，東京，1997.
61) 調理学用語辞典：川端晶子，寺元芳子 編：建白社，東京，1996.
62) 新版 基礎日本料理（第 16 版）：土井勝：柴田書店，東京，1996.
63) プロ調理の基本 14 中国料理：大阪あべの辻調理師専門学校 編：同朋舎出版，1995.
64) プロ調理の基本 10 日本料理：大阪あべの辻調理師専門学校，エコール キュリネール東京国立辻日本料理専門カレッジ 編：同朋舎出版，1995.
65) 料理材料大図鑑 マルシェ：大阪あべの辻調理師専門学校，エコール・リキュエール東京・国立 監修：講談社，東京，1995.
66) みそ技術ハンドブック：全国みそ技術会：1995.
67) プロ調理の基本 9 日本料理：大阪あべの辻調理師専門学校，エコール キュリネール東京国立辻日本料理専門カレッジ 編：同朋舎出版，1994.
68) 基礎フランス料理教本 LE LIVRE DE L'APPRENTI CUISINIER 第 4 版：ロジェ・ブリュイレール，他 著：柴田書店，東京，1994.
69) 調理材料事典：浅見安彦 著，齊藤進 監修：中央印刷，東京，1994.
70) プロ調理の基本 4 フランス料理：大阪あべの辻調理師専門学校，エコール キュリネール東京国立辻フランス料理専門カレッジ 編：同朋舎出版，1990.
71) プロ調理の基本 3 フランス料理：大阪あべの辻調理師専門学校，エコール キュリネール東京国立辻フランス料理専門カレッジ 編：同朋舎出版，1990.
72) プロ調理の基本 2 フランス料理：大阪あべの辻調理師専門学校，エコール キュリネール東京国立辻フランス料理専門カレッジ 編：同朋舎出版，1989.
73) プロ調理の基本 1 フランス料理：大阪あべの辻調理師専門学校，エコール キュリネール東京国立辻フランス料理専門カレッジ 編：同朋舎出版，1989.
74) DBS 郷土料理シリーズ 京都の郷土料理：飯塚久子，堀浪子，滋野幸子 著：同文書院，東京，1988.
75) 補訂版 フローチャートによる調理学実習：東京都私立短期大学協会 編：酒井書店・育英堂，東京，1986.
76) 西洋料理・中国料理：村上ハルヨ，細井愛子 編著：垣内出版，東京，1985.
77) ホーム・クッキング 第 3（中国料理）：講談社 編：講談社，東京，1961.

索 引

あ

- 和え衣 ... 39,74
- 和え物 ... 39,70,74
- 青菜 ... 39
- 青煮 ... 38
- あく ... 33,36,37,39,44,45,54
- アクチン ... 33,43,53
- アクトミオシン ... 33,43
- 揚げ油 ... 35
  - ——の温度 ... 22,80
- 揚げ物 ... 35,80
- アスタキサンチン ... 42
- 厚焼き卵 ... 32,78
- 油通し ... 50,51
- 油抜き ... 16,30
- 脂の融解温度 ... 43
- 甘酢 ... 31,33,73
- アミノカルボニル反応 ... 34,43
- アミロペクチン ... 33
- アラビアガム ... 83
- 粗びき ... 43
- 粗みじん切り ... 15
- あられ切り ... 14
- アリイナーゼ ... 49,50
- 合わせ酢 ... 23,31,32,68,73
- アントシアニン ... 31,33
- 杏仁霜 ... 55,82
- 杏仁豆腐 ... 55,82

い

- 板ずり ... 16,32,51,54
- 一度びき ... 43
- 一番だし ... 21,40,71
- いちょう切り ... 14,38
- 糸かつお ... 39
- イノシン酸 ... 40
- いりどり ... 36,70,79

う

- 打ち粉 ... 41,48
- 打ち水 ... 33
- うどん ... 22,65,72
- うねり串 ... 33
- うま味の相乗効果 ... 40
- 裏ごし ... 22,47

え・お

- えびちり → 乾焼明蝦
- エマルション ... 28,42
- オールスパイス ... 44
- オーロラソース ... 27
- おかあげ ... 22
- おこわ ... 33
- お浸し ... 39,70
- おせち料理 ... 90
- おだまき蒸し ... 78
- 落としたまご ... 25
- 落とし蓋 ... 22,32,34,36,37,38
- お屠蘇 ... 89
- オニオンスープ ... 45
- おにぎり ... 23
- おひつ ... 33
- おむすび ... 23
- オムレツ ... 45,78
- 温泉卵 ... 25

か

- 皆敷 ... 35,37
- 鏡餅 ... 89
- 鏡ゆず ... 15,38
- かきたまご ... 54
- 隠し包丁 ... 16
- 飾り切り ... 16,35,38
- カスタードクリーム ... 48
- カスタードソース ... 76
- カスタードプディング ... 46,78
- 粕漬け ... 75
- 固ゆで卵 ... 24
- 褐変 ... 31,36,42,50,56
- 桂むき ... 14
- かにたま → 芙蓉蟹
- 乾焼明蝦 ... 50,77
- 鹿の子切り ... 15
- かば焼き ... 75
- 紙包み焼き ... 42
- 粥 ... 24,66
- から揚げ ... 80
- から煎り ... 22
- カラギーナン ... 82,83
- カラメル ... 46,81
  - ——化 ... 34,56
- カレー ... 27
  - ——ルー ... 27
- カロテン ... 38
- 乾式加熱 ... 12
- 寒天 ... 21,41,55,65,82,83
- 観音開き ... 18
- 乾物の戻し方 ... 18,65

き

- キサンタンガム ... 83
- 起泡性 ... 26,28,46
- 黄身酢 ... 73
- 牛乳かん ... 55

- 経木 ... 41
- 餃子（ぎょうざ） ... 53
- 錦糸卵 ... 25,31
- 筋漿タンパク質 ... 24

く

- グアーガム ... 83
- グアニル酸 ... 53
- 咕咾肉 ... 50,77
- 鍋貼餃子 ... 53
- 臭み消し ... 40,44
- くし切り ... 14
- 串の打ち方 ... 33,37
- 果物を用いたソース ... 47
- クッキー ... 48
- くらげ ... 54,65,77
- グラッセ ... 43
- グリュイエールチーズ ... 45
- グルタミン酸 ... 40,43
- グルテン ... 35,41,47,48
- グレービーソース ... 44
- クロロフィル ... 38,39

け

- 計量カップ ... 11,14,60
  - ——スプーン ... 11,14,60
- 化粧塩 ... 33
- 結合組織 ... 44
- ゲル ... 41,43,46,47
  - ——化剤 ... 21,82,83

こ

- 香辛料 ... 43,44,93
- 紅茶 ... 21,85
- 香味野菜 ... 44,51
- 高野豆腐 → 凍り豆腐
- コーヒー ... 21
- 凍り豆腐 ... 18,38,65
- 糊化 ... 23,25,26,27,33,35,40,42,47,48,49,52,56,66
  - ——膜 ... 44,51,54,80
- 小口切り ... 14,35,40,49
- 粉さんしょう ... 36
- 粉ふきいも ... 42
- ごま酢 ... 73
- コロイド ... 40,42,83
- 混合だし ... 40
- 献立作成 ... 92
- 昆布だし ... 21,23,31,34,40,71

さ

- ザーレン ... 52

西京漬け	75
さいのめ切り	14
酒蒸し	22
ざく切り	14
ささがき	14,30
砂糖の調理特性	56,81
サポニン	33
三杯酢	73
三枚おろし	17

し

ジェランガム	83
塩もみ	31, 32
塩焼き	70
色紙切り	14,31,50
什錦炒飯	49
シチュー	44,70
湿式加熱	11
しぶきり	33
ジプロピルジスルフィド	35
絞り豆腐	39
しめ卵	36
霜降り	22
焼売（しゅうまい）	53
シャトー切り	44
蛇腹切り	15
シュー	48
──クリーム	48
しょうが酢	73
しょうが焼き	75
正月料理	89
しょうゆ洗い	39
薯蕷饅頭	41
ショートニング性	48
白和え	39,74
白髪ねぎ	15
シロップ	55,81

す

す	38,40,46,52
素揚げ	80
酢洗い	32
ずいき	17
吸い口	38,40
水中油滴型（O/W）	28,76
炊飯	23,30,66
吸い物	40,70
スープストック	21,27
姿焼き	33
スクランブルエッグ	78,79
筋切り	18
筋取り	17,18
すし飯	23,31,32,68,70
酢じょうゆ	53
酢取りしょうが	31,32
砂抜き	17

スパイス	27
スパゲッティ	22,65
酢豚	50,77,79
スペインオムレツ	45
酢水	31,32,36
酸辣湯	54

せ

赤飯	33
ゼラチン	21,41,46,60,82,83
背わた取り	17,31,35,38,42

そ

増粘剤	83
そうめん	22,65
添え串	33,37
ソースの種類と配合	76
そぎ切り	14,38,40,54
ソテー	43,44,79
そば	22,65,72
そぼろあん	37
染めおろし	36

た

炊き合わせ	38
炊きおこわ	33
炊き込みご飯	30,67,70
だししょうゆ	39
だし巻き卵	36,78
手綱	15
竜田揚げ	75
タデ酢	73
卵豆腐	78
卵焼き	70
卵料理	78
タマリンドガム	83
タラガム	83
湯（たん）	8,21,49,50,51,52,54,55,71
短冊切り	15

ち

血合い肉	34
筑前煮	36,79
ちまき	49
炒飯	49,70,79
炒青椒牛肉絲	51,77,79
茶の種類	85
茶碗蒸し	38,46,70,78
中国茶	21,85
中国風だし	8,21,71
調味パーセント	70
ちらし寿司	23,31,68
チロシン	49

つ

粽子	49

つけ汁	72

て

テーブルセッティング	86
デジタルはかり	11,14
鉄弓	33
手開き	17
デミグラスソース	27,76
手水	23
照り焼き	34,70,75
電磁誘導加熱	12
点心	53
天つゆ（天汁）	35,72
でんぶ	24,32
天ぷら	35,80
天盛り	31,37,39

と

胴割れ	33
遠火の強火	33
土佐酢	73
トマトソース	27,45,76
鶏手羽中のチューリップ	18
とろみ	55
──調整食品	84

な

奶豆腐	55,82
ナッペ	28
ナツメグ	43,44
菜の花	40
南蛮酢	35,73
南蛮漬け	35,75

に

煮切りみりん	22
肉のせん切り	51
肉の部位	64
煮付け	34,70
二度びき	43
二杯酢	73
二番だし	21,71
煮干しだし	21,40,71
日本茶	21,85
二枚おろし	17
乳化	28,48
──剤	28
──性	47,48

ぬ・ね

ぬめり取り	17
ねじり梅	15

は

抜絲	56
──地瓜	56

ハーブ……44	ポン酢……73	**り**
パウンドケーキ……47	**ま**	利久饅頭……41
白米飯……23	麻婆豆腐……52,77,79	離漿……41,46
はじかみしょうが……33,36,90	前盛り……33	涼拌海蜇……54,77
パスタ……22	巻きす……32,36,39	**れ**
花れんこん……15,31	巻き寿司……23,32,68	レバー……18,64
ババロア……46,76,82	松笠切り……15	レモンバター……42
パピヨット……42	松葉ゆず……15,40	**ろ**
ばら寿司……31	豆ご飯……30,67	老化……33
針しょうが……15,37	マヨネーズソース……76	ローカストビーンガム……83
針ねぎ……15	**み**	ローズマリー……44
半月切り……14	ミオシン……33,43,53	ローリエ……44,76
半熟卵……24	みじん切り……15,27,42,43,45,49,50,51,52,53	六方むき……16
盤台……23,31	水きり……17	**わ**
ハンバーグステーキ……43,70	水溶き辛子……40	和風だし……71
棒々鶏……51,77	水ようかん……41,82	
ひ	味噌(みそ)……37,40,60,69	
ひげ根取り……17	──汁……40,70	
ビネグレットソース……76	──の種類……69	
拍子木切り……15,31,54	みぞれ酢……73	
	ミント……46	
ふ	**む**	
ブイヨン……8,21,43,44,45,71	無塩バター……47,48	
芙蓉蟹……52,77,79	蒸し物……53	
含め煮……37	結びみつば……15,38	
ぶつ切り……14	ムニエル……42,70	
太巻き……32,68	**め・も**	
ブラウンソース……27,43,44,76	メレンゲ……26	
ブラウンルー……27,43,44	面取り……16,37,38,42,43,44	
フラボノイド色素……31,36	もみのり……30	
フランベ……43	**や**	
ブランマンジェ……47	焼きぎょうざ……53	
フリッター・フライ……80	飲茶……53	
プリン……46,70,78	**ゆ・よ**	
ブルーテソース……76	玉米湯……55	
ブレークダウン……52	誘電加熱……12	
フレッシュソース……47	湯煎……22,46,82	
フレンチドレッシング……28	湯炊き……33	
ブロンドルー……27	油中水滴型(W/O)……28,42	
文化鍋……23	茹でこぼし……22	
	ゆで卵……24	
へ	湯むき……15	
ペクチン……31,42,44,82,83	洋風だし……8,21,71	
ベシャメルソース……26	吉野鶏……40	
ほ	**ら**	
ホイップクリーム……28	ラード……49,60	
包丁……10,14	乱切り……15,36,50,56	
ポーチドエッグ……25		
細びき……43		
細巻き……32,68		
ポリフェノール……31,36,50		
──オキシターゼ……50,56		
ホワイトソース……26,76		
ホワイトルー……26		

イラスト協力	加賀谷 みえ子	(椙山女学園大学 生活科学部 管理栄養学科 准教授)
	米浪 直子	(京都女子大学 家政学部 食物栄養学科 准教授)
撮影協力	高増 雅子	(日本女子大学 家政学部 家政経済学科 教授)
	江口 智美	(山形県立米沢栄養大学 健康栄養学部 健康栄養学科 助教)
	五十川 友子	(関東学院大学 人間環境学部 健康栄養学科 助手)
	早川 あつ美	(元 日本女子大学 家政学部 食物学科 助手)
	辻 美智子	(日本女子大学 家政学部 食物学科 助教)
	引地 由佳里	(関東学院大学 人間環境学部 健康栄養学科 助手)
	株式会社竹内刃物製作所	
	イセ食品株式会社	
STAFF	撮影・映像編集　松崎 博之	(学際企画株式会社)
	撮影　　　　　　印南 豊	(株式会社ジーピーエー)
	編集・デザイン・イラスト・DTP	
	渡邉 直子	(学際企画株式会社)
	編集責任者　　　大塚 忠義	(学際企画株式会社)

- 本書付属のDVDは、DVD-Video形式です。DVD-Videoプレーヤー、DVD-Videoに対応したパソコンでご使用ください。
- 本書付属のDVDは、DVD-Video規格に準じて製作しておりますが、全ての再生機器での動作を保証するものではありません。
- DVDの操作にあたっては、ご使用になる機器の取扱説明書などをご参照ください。
- 本書付属のDVDの使用、あるいは使用不能により生じた損害に対しての補償は致しません。
- 本書付属のDVDを無断で複写、複製することは、著作権法で禁じられています。
- ※本書付属のDVDは、図書館及びそれに準ずる施設において、館外へ貸し出しを行うことができます。

Copyright 2015 ©学際企画株式会社 All rights reserved.

2015年	Disc1:168分、Disc2:170分	日本	片面2層	複製禁止
NTSC 日本市場向	DVD VIDEO	16:9 STEREO	MPEG-2 中古販売禁止	カラー GKBA-1501 GKBA-1502

MADE IN JAPAN

映像で学ぶ　**調理の基礎とサイエンス**

2023年1月31日　第二刷発刊

編　著	松崎　政三	
	藤井　恵子	
	寺本　あい	
発行者	大塚　忠義	
発行所	学際企画株式会社	
	〒171-0031　東京都豊島区目白2-5-24　第2平ビル	
	ＴＥＬ：03(3981)7281(代)	
	e-mail：info@gakusai.co.jp	
印　刷	株式会社スバルグラフィック	

©無断転用・複製禁ず

落丁・乱丁本はお取り替え致します。
DVDを紛失した状態でのお取替え、返品はお受けできません。

ISBN978-4-906514-86-1 C3047 ¥3800E